디팩 초프라의
완전한 행복

THE ULTIMATE HAPPINESS PRESCRIPTION: 7 Keys to Joy and Enlightenment
copyright © 2009 by Deepak Chopra

All rights reserved
Korean translation copyright © 2013 by Hanmunhwa Multimedia, Inc.
The translation published by arrangement with Harmony Books, an imprint of
the Crown Publishing Group, a division of Random House, Inc.
through EYA(Eric Yang Agency).

이 책의 한국어판 출판권은 EYA(Eric Yang Agency)를 통해
The Crown Publishing Group과 독점계약한 '㈜한문화멀티미디어'에 있습니다.
저작권법에 의하여 한국 내에서 보호를 받는 저작물이므로 무단전재와 복제를 금합니다.

디팩 초프라의
완전한 행복
The Ultimate Happiness Prescription

디팩 초프라 지음 | 이상춘 옮김

한문화

이 책을 치유의 에너지를 지닌
행복에게 바친다

The Ultimate Happiness Prescription

옮긴이의 말

우리에게 행복이 필요하듯,
행복에게도 우리가 필요하다

나는 지금 얼마나 행복한가.

  번역을 하는 내내 머릿속을 떠나지 않던 물음이다. 일상에 쫓겨서 하루를 넘기는 데 급급하다 보면 한 달이 지나고, 그렇게 몇 번 지나면 또 일 년이 가고……. 우리는 행복의 의미를 생각할 겨를도 없이 시간이라는 덫에 걸려 하루하루 끌려가고 있다. 일상생활에서 행복을 염두에 둔 선택을 무수히 하지만, 막상 내가 정말 행복한지에 대해서는 진지하게 생각할 여유가 없다. 삶의 목표가 행복해지는 것이고 매일 행복해지기 위해 고군분투하면서도, 막상 행복이 어떤 것인지, 행복해지려면 어떻게 해야 하는지에 대해서는 간과하고 있다.

세계적인 영적 지도자 중 한 사람인 디팩 초프라는 행복으로 통하는 문을 여는 일곱 가지 열쇠를 제시한다. 그는 진정한 행복이란 내면에서 빛나고 있는 자신의 참모습을 발견하고, 그 참자아로 살아가는 것이라고 정의한다. 인간의 깊은 내면에는 작은 성전이 있고 그 안에는 영원히 타오르는 촛불이 있다. 그 성전의 문을 열고 환한 불빛이 새어나오게 만들 수만 있다면 내면의 어둠은 일시에 사라지고, 우리는 본래 타고난 모습이자 우주만물의 본질인 기쁨, 충만함, 사랑 안에 거할 수 있게 된다는 것이다. 디팩 초프라가 우리 손에 슬며시 쥐어주는 행복을 여는 열쇠는 다음과 같다.

하나, 몸의 소리에 귀를 기울이라

몸에 관심을 기울이면 그 몸을 통해서 무한한 가능성을 지닌 열린 장에 연결된다. 몸과 마음과 영혼이 조화를 이루면 행복은 자연스럽게 따라온다.

둘, 진정한 자부심을 회복하라

행복은 우리 안에 본래 깔려 있는 기본 프로그램이기에 우리가 행복한 것은 당연한 일이다. 이런 자신의 본래 모습을 의식하고 자각할수록 진정한 행복에 더욱 다가갈 수 있다.

셋, 오염된 삶을 정화하라

우리의 원초적인 상태는 기쁨, 평화, 충만함으로 가득 찬 모습이다. 이런 상태를 누리지 못하는 것은 몸이나 마음이 오염되어 있다는 증거다.

넷, 옳고 그름에서 벗어나라

모든 것을 옳고 그름, 선과 악으로 구별하는 습성에서 벗어나야 한다. 비판과 비난 대신 조화로운 공존을 가능케 하는 보다 넓은 의식세계 안에 들어갈 때, 우리는 비로소 진정한 자유를 누릴 수 있다. 행복은 남을 낙인찍는 소리가 들리지 않는 고요한 평화 속에 존재한다.

다섯, 현재를 살아라

현재라는 순간은 유일하게 영원한 시간이다. 그것은 결코 사라지거나 잊히지 않는다. 따라서 현재의 행복은 결코 빼앗기지 않는다. 현재는 사고, 평가, 분석이라는 방식으로 고통을 안기는 시간이라는 덫에서 우리를 벗어나게 해준다. 현재에 온전히 집중하면 시간을 초월하는 경험을 하게 되며, 시간의 제약에서 벗어난 우리는 진정한 자아를 발견하고 그 안에 잠재된 진정한 행복을 누릴 수 있다.

여섯, 내면의 세상에 주목하라

우리 안에는 행복과 풍요의 샘이 흘러넘치고 있다. 초프라가 주장하는 행복이란, 내면 깊숙한 곳에서 샘솟는 이 샘물을 발견하고 그 생명수를 마시는 것이다. 우리의 본래 모습은 행복하고 평안하고 기쁨이 넘치는 품성을 지니고 있기 때문에, 그 모습을 발견하고 발현시킨다면 행복을 찾기 위해 애쓰고 방황할 필요가 없다.

일곱, 항상 깨달음을 추구하라

깨달음을 추구한다는 것은 자신의 참모습을 찾는 여정을 의미한다. 깨달음이란 가장 의식이 깨어있는 상태이자 가장 자연스런 본래의 상태다. 그 본향으로 회귀하면 우리의 영혼은 평온하고 풍성해진다.

이 일곱 개 열쇠를 손에 넣으면 우리는 행복이 살고 있는 은신처의 문을 열 수 있다. 그것은 희열이 넘치는 진정한 자아를 발견하는 것이며, 우주의 본질인 기쁨과 충만함이 가득 찬 필드에 진입하는 것이다. 그러면 우리는 피상적인 감각의 차원이 아닌 깊은 의식의 차원에서 살아가게 된다.

수평선에 펼쳐지는 아름다운 노을을 상상할 때 그 장면은 어디에서 오는 걸까. 신경회로와 주름으로 가득 찬 뇌 속 어딘가에 그런 장면이 저장되어 있다가 재생되는 것은 분명 아니다. 그렇다면 그런 이미지가 저장되어 있는 곳은 어디인가. 바로 의식이다. 우리 몸을 비롯해서 모든 사물과 세상이 존재하는 곳은 바로 우리의 의식 안이다. 의식은 시공을 초월하며, 따라서 참자아의 순수의식으로 살아가는 것은 불행의 차원인 시공간을 넘어 지복至福이 지속되는 차원으로 진입하는 것이다.

보다 깊은 차원에서 뿌리를 찾으면 모든 생명체는 한 몸의 각각 다른 지체다. 우리는 서로가 서로 안에 존재한다. 우리가 들이마시고 내뿜는 공기, 음식, 물은 계속 순환하며, 우주의 모든 생명체는 거대한 생명의 그물 안에서 씨실과 날실로 엮여있다. 열대 아프리카의 바오밥나무, 시베리아의 다람쥐, 사우디아라비아의 낙타, 중국의 농부, 인도의 택시 기사는 모두 하나로 연결되어 있다. 불과 20일 전에 그들의 몸을 돌던 원자가 지금은 내 몸의 일부를 이룬다. 그리고 지난 삼주 동안 지구상의 모든 생명체를 거친 무려 1,000조 개 이상의 원자가 당신의 몸을 거쳐 갔다. 디팩 초프라는 우주만물의 통일성을 강조하면서 그 원리를 행복에도 대입시키고 있다.

우주의 일부이자 지구의 일원인 나는 지구를 살리기 위해 최대한 행복해질 의무가 있다. 행복만이 세상을 온전히 치유한다. 참자아의 순수한 행복을 발산하는 나는, 가는 곳마다 행복을 전파함으로써 세상을 회복시키는 연쇄반응을 만들어낸다. 따라서 우리는 각자 행복해져야 한다. 행복은 우리 각 사람을 통해서 자신의 모습을 드러내길 기다리고 있다. 지금 이 순간에도 우주의 본질인 행복은 내 안에 깊숙이 몸을 숨기고 내가 찾아주길 기다리고 있다. 디팩 초프라가 인도하는 의식과 자각을 통해 참자아를 발견하면, 우리는 영원히 기쁨과 충만함 속에서 행복을 누리며 살아갈 수 있다. 초프라가 주장했듯이, 진정한 행복으로 인도하는 오직 하나 남은 길인 그 탐험의 여정을 이제 함께 떠나보자.

2013년 여름의 절정에서

이상춘

차례

옮긴이의 말 7

진정으로 행복하려면 17

하나 · 몸의 소리에 귀를 기울이라 — 39

둘 · 진정한 자부심을 회복하라 — 61

셋 · 오염된 삶을 정화하라 — 81

넷 · 옳고 그름에서 벗어나라 — 97

The Ultimate Happiness Prescription

다섯 · 현재를 살아라 —— 115

여섯 · 내면의 세상에 주목하라 —— 133

일곱 · 항상 깨달음을 추구하라 —— 149

행복이 세상을 치유할 것이다 164

감사의 말 177

진정으로 행복하려면

우리 인생의 목적은 보다 행복해지는 것이다. 행복은 다양한 삶의 목표가 추구하는 최종목적지다. 많은 이들이 부와 성공, 건강, 유익한 인간관계를 거쳐야만 그 유토피아에 도달할 수 있다고 생각한다. 현대사회가 이런 조건이야말로 행복을 거머쥐는 지름길이라고 주입하기 때문이다. 그러나 여기에는 오류가 있다. 성공과 부, 건강, 유익한 인간관계는 행복의 결과로 얻는 부산물이지 행복을 가져오는 요인이 되지는 못한다는 것이다.

우리가 행복하고 충만한 상태라면 이런 조건을 끌어당길 선택과 결정을 하게 될 가능성이 높아진다. 그러나 그 역은 성립하지 않는다. 우리는 막대한 부를 쌓고 성공을 이루었는데도 전혀 행복하지 않은 사람을 주변에서 얼마든지 볼 수 있다. 건강은 몸을 혹사하고 학대하면 잃게 된다. 화목한 가정은 갑자기 닥친 위기에 산산조각 날 수 있다. 외적 조건은 시시각각 달라지기 마련이며, 그럴 때마다 행복과 불행을 오가는 인생은 결코 성공적이라고 할 수 없다. 그렇다면 뜬구름 잡는 성공놀음에서 눈을 돌려 내면의 행복에 초점을 맞춰야 하지 않겠는가. 간절히 바라지만 아직도 손에 넣지 못한 행복을 이제는 다른 방식으로 찾아보자.

행복방정식

지난 몇 년 동안 몇몇 정신의학자와 뇌 과학자 들이 행복에 대해 진지하게 연구하기 시작했다. 그동안 심리학 연구는 정신질환을 치료하거나 불행의 요인을 찾아내는 일에 집중해왔던 게 사실이다. 그러나 건강한 삶이나 정신질환 예방에 관한 관심이 급격히 높아지는 요즘 추세에 따라 행복에 관한 연구도 어느 때보다 활발해지고 있다. 이름하야 긍정심리학이다.

새롭게 뜨고 있는 긍정심리학의 가장 큰 쟁점은, 과연 인간이 진정으로 행복할 수 있느냐는 것이다. 어쩌면 우리는 행복이라는 신기루를 쫓고 있는 건 아닐까. 순간적인 행복에 도취되어 그것을 영원히 지속하려는 헛된 망상에 젖어 있는지도 모른다. 아니면 행복을 감지하는 특별한 능력을 타고난 덕에, 평범한 사람의 소소한 행복을 뛰어넘어 진정한 행복을 누리는 일부 행운아를 보면서 착각에 빠진 걸 수도 있다. 몇몇 전문가들은 행복이란 깜짝 생일 파티 같은 순간적인 감정의 유희라고 주장한다. 한바탕 즐기고 나면 그뿐, 변하는 것은 아무것도 없다는 뜻이다.

긍정심리학을 주도하는 핵심인물로는 소냐 루보머스키, 에드 디너, 마틴 셀리그먼 등이 있다. 이들은 연구결과를 통해 다음과 같은 행복방정식을 고안했는데, 이에 따르면 행복지수는 세 가지 요인에 따라 달라질 수 있다.

$$H = S + C + V$$

행복 = 세트 포인트 + 삶의 조건 + 자발적인 행동

(Happiness = Set Point + Conditions of Living + Voluntary Activities)

행복방정식은 최근 들어 크게 각광받는 주장인 만큼 보다 나은 대안을 제시하기에 앞서 잠시 살펴보고자 한다. 행복을 정의하는 효과적인 방법이긴 하지만, 행복의 진정한 비밀을 밝히는 데는 다소 미흡하다는 걸 미리 밝혀둔다.

행복을 구성하는 첫 번째 요인인 S는 뇌에 입력된 기본적인 프로그램인 세트 포인트로, 행복해질 수 있는 성향을 나타내는 뇌의 메커니즘을 말한다. 불행한 사람은 모든 상황을 문제로 여기는 뇌 구조를 타고난 반면, 행복한 사람은 같은 상황을 기회로 해석하는 뇌 구조를 지닌다. "컵에 물이 반 밖에 없다"와 "컵에 물이 반이나 있다"라는 극과 극의 사고방식은 모두 뇌에 입력된 기본 프로그램인 세트 포인트에서 비롯된다. 일단 뇌에 입력된 프로그램은 시간이 흐른다고 해서 크게 달라지지 않는다. 과학자들의 연구에 따르면 세트 포인트의 40퍼센트 정도는 과거 행복했던 경험에 따라 형성되며, 일부는 선천적인 유전인자의 영향을 받는다. 부모가 불행한 사고방식을 지닌 사람이면 자식도 불행해질 가능성이 크다는 말이다. 이밖에 어린 시절 경험도 행복지수에 지대한 영향을 미치는 요소 중 하나다.

어린아이의 뇌는 주변 어른의 뇌를 그대로 투영하는 신경구조를 가지고 있다. 거울 뉴런이라고 부르는 이 회로는 아이가 새로운 행동방식을 배우도록 자극하는 역할을 맡는다. 그 과정은 다음과 같다. 우선 아이는 새로운 것을 배우기 위해 부모의 행동을 주의 깊게 관찰한다. 그 과정에서 뇌세포가 자극되어 관찰한 행동을 그대로 따라하도록 유도한다. 아기가 젖을 떼고 이유식을 먹기 시작할 때를 예로 들어보자. 아기는 먼저 부모가 음식 먹는 모습을 유심히 관찰하는데, 부모가 음식을 집어서 입으로 가져가는 동안 뇌의 특정한 부위, 즉 거울 뉴런이 작동하기 시작한다. 아기가 부모의 다른 행동을 관찰하는 동안에도 같은 부분이 움직인다. 이렇게 정보를 입력한 아기의 뇌는 시행착오 없이 새로운 행동을 습득하게 된다.

거울 뉴런 메커니즘은 원숭이를 대상으로 실험을 마친 후 인간에게로 확대 적용되었다. 그리고 그 과정에서 다른 사람의 감정에 깊이 공감하는 '감정이입'이라는 신비한 현상이 어떻게 일어나는지를 과학적으로 입증할 수 있게 되었다. 거울 뉴런이 타인의 행동을 모방할 때뿐만 아니라 경험과 감정을 이해하고 수용

할 때에도 관여한다는 사실이 밝혀진 것이다.

경험적 도구들도 이 같은 발견을 뒷받침한다. MRI 검사나 CT 촬영을 이용한 연구결과를 보면, 감정이입에 주된 역할을 하는 신체 부위는 뇌인 것으로 나타난다. 그리하여 아이의 뇌세포는 주변 어른의 감정을 그대로 투사해 자신의 감정인양 느낀다. 불행한 어른에게 둘러싸인 아이는 불행할 이유가 전혀 없는데도 그들의 부정적인 감정을 고스란히 뇌에 입력한다.

감정이입 능력은 저마다 달라서 풍부한 사람도 있고 부족한 사람도 있다. 전자의 경우 다른 이의 감정에 깊이 공감하는 덕분에 감성적이고 가슴 따뜻한 사람으로 인식될 것이다. 반면 후자는 이성적이다 못해 냉정한 사람이라는 말을 들을 공산이 크다. 그렇다면 왜 사람마다 감정이입 능력이 제각각인 걸까. 뇌의 발달 과정이 매우 방대하고 복잡한데다 개인차가 있기 때문이다. 성장기에 뇌의 방대한 프로그램이 한꺼번에 형성되다 보면 공감능력이 상대적으로 덜 발달할 수 있다. 이러한 불균형은 정서적 장애를 가져올 뿐더러 행복을 느끼는 능력에까지 영향을 미친다.

아이의 뇌에 만들어진 행복 프로그램은, 그것이 어린 시절의 기억 때문이든 유전적인 요인에서 비롯된 것이든, 이미 입력이 끝났기 때문에 영원히 교정될 수 없다고 믿기 쉽다. 하지만 이는 섣부른 생각이다. 인간의 뇌와 유전자는 한 번 굳어진 대로 고정되는 딱딱한 조직이 아니라, 매순간 진화하는 부드러운 조직이다. 인간 유전자의 위대함은, 비록 타고난 것일지언정 새로운 경험에 따라 얼마든지 달라진다는 특성에 있다. 당신이 삶에서 행하는, 행복해지려는 선택을 포함한 크고 작은 선택들은 뇌에 특정한 화학반응을 일으킨다. 그때 발생하는 크고 작은 신호가 장기적으로 뇌구조를 형성하는 데 지대한 영향을 미친다.

정리하자면, 뇌의 세트 포인트는 다음 몇 가지 요소에 따라 달라질 수 있다.

- **약물** 향정신성 약물은 잠시 기분을 좋게 만드는 효과가 있다. 그러나 여러 부작용을 일으키기도 한다.

- **인지요법** 심리학 치료법 가운데 하나인 인지요법은 잘못된 사고방식을 바꾸어 뇌의 기본 구조를 변화시키는 방법이다. 우

리는 누구나 머릿속에 불행한 생각을 품고 산다. 이러한 부정적인 생각('나는 피해자야' '나는 사랑받지 못하고 있어' '세상은 불공평하고 나는 지독하게 운이 없어')을 계속해서 반복하면 뇌의 신경회로가 그렇게 굳어버린다. 오랫동안 굳어진 사고방식을 바꾸려면 단순히 긍정적인 생각을 하는 것만으로는 부족하고, 현실을 받아들이는 기본자세부터 수정해야 한다('과거의 나는 피해자였을지 모르지만 이제는 달라질 수 있어' '사는 방식을 바꾸면 나도 다른 사람에게 사랑받을 수 있을 거야'). 심리학자들은 부정적인 사고방식을 가진 환자를 치료할 때, 생각하는 법을 근본적으로 바꾸는 인지요법이 뇌를 변화시키는 데 있어서 약물만큼이나 효과가 있다고 지적한다.

- 명상 명상은 뇌를 긍정적으로 바꾸는 매우 좋은 방법이다. 고요하고 평온한 마음으로 자신의 내면에 집중할 때 나타나는 신체적인 변화는 놀라울 정도로 크고 넓다. 그러나 헝클어진 퍼즐을 맞추는 데 오랜 시간과 노력이 필요하듯이, 과학자들은 명상을 신비한 도술이나 종교적 의식으로 오인하는 서구인의 편견을 바로잡는 데 많은 노력을 기울여왔다. 덕분에 우리는 명상이

고차원적인 사고를 담당하는 뇌의 전전두피질을 활성화하며, 도파민이나 세로토닌, 옥시토신 같은 신경전달 물질과 엔도르핀 분비를 촉진한다는 사실을 알게 되었다. 이런 자연발생적인 뇌의 호르몬은 행복한 감정을 일으키는 데 다양한 방식으로 기여한다. 도파민은 항우울제이며, 세로토닌은 자부심을 높이는 효과가 있다. 옥시토신은 기쁨 호르몬으로 밝혀졌는데, 특히 성적으로 흥분할 때 수치가 급격히 높아진다. 이밖에도 아편물질인 엔도르핀은 통증을 진정시키는 효과를 비롯해서 러너스하이 (runner's high, 장거리주자가 몸의 상태가 극한에 이를 때 느끼는 정신적인 쾌감-옮긴이) 같은 희열을 유발하기도 한다. 이처럼 명상은 행복과 관련한 뇌의 기본 프로그램을 바꾸는 데 굉장히 효과적이다. 어떤 약물도 이렇게 다양한 호르몬이 동시에 분비되도록 촉진하지 못하기 때문이다.

행복방정식의 두 번째 요소 C는 삶의 조건을 말한다. 우리는 모두 삶의 질이 향상되기 바라며, 삶의 조건이 나아지면 그만큼 행복해질 거라고 기대한다. 그러나 실제로 삶의 조건이 전체 행복감에서 차지하는 비율은 7~12퍼센트에 불과하다.

이를테면 로또에 당첨되었다고 가정해 보자. 한동안은 구름 위를 떠다니는 것처럼 황홀하고 행복하겠지만, 어느 정도 시간이 흐르면 행복지수는 원래대로 돌아가거나 심지어 더 낮아진다. 실제로 대부분의 로또 당첨자가 당첨된 후 오년이 지나면 삶의 질이 이전보다 더 나빠진다고 고백했다. 게다가 지나친 행운은 그 자체로 스트레스가 되기도 한다. 스트레스 전문가들은 극도로 행복한 경험으로 인해 생성되는 스트레스를 '유스트레스 eustress'라고 부르는데, 많은 사람들은 이런 절정경험을 갈망한다. 그러나 인간의 몸은 스트레스와 유스트레스의 차이를 구별하지 못하기 때문에 두 경우 모두 몸에서 같은 스트레스 반응이 나타난다. 만일 스트레스 대처능력이 떨어지는 사람이라면, 좋은 경험을 할 때도 나쁜 경험을 할 때와 마찬가지로 심장이나 내분비계, 신체기관이나 조직에 과도한 부담을 느끼게 된다.

앞서 로또로 예로 든 '행복지수의 복원성'은 비극적인 경험에도 똑같이 적용된다. 사랑하는 가족의 죽음, 고통스런 이혼, 척추상해로 인한 전신마비 같은 삶의 대재앙도 길게 볼 때는 행복지수에 크게 영향을 미치지 않는다. 인간은 외부환경에 적응하는 뛰어난 능력을 지니고 있기 때문이다. 이는 삶을 지속하려는 본성에서 비롯된 것으로, 찰스 다윈은 생존에 가장 필요한 조건은 지성도 힘도 아닌 환경에 대처하는 적응력이라고 주장했다.

비극적인 상황을 극복하고 평상심을 회복하는 능력인 '정서회복력'도 누가 더 오래 살 수 있느냐를 판가름하는 중요한 바로미터가 된다. 인생이라는 힘난한 여정에서 비극적인 일들을 피해 갈 수는 없지만, 이에 대처하는 능력은 인간이 선천적으로 부여받은 소중한 특성이다.

인간은 적응의 동물이다. 그리고 이와 같은 적응력이야말로 왜 삶의 조건이 행복지수에 큰 영향을 미치지 못하는지를 설명해주는 설득력 있는 이유다.

행복지수의 절반은 세 번째 요인인 V, 자발적인 행동이 좌우한다. 자발적인 행동이란 우리가 매일 행하는 크고 작은 선택을 말한다. 과연 어떤 선택이 우리를 행복하게 만들까. 연구결과, 일상의 자잘한 즐거움은 중요한 요소이기는 하지만 행복에 결정적인 작용을 하지는 않는 것으로 밝혀졌다. 맛있는 음식을 먹고, 좋은 샴페인을 마시고, 성관계를 즐기고, 영화를 보는 등의 소소한 즐거움은 순간적으로 기분전환을 가져오지만 그 효과는 몇 시간이나 며칠밖에 지속되지 않는다. 잠시의 달콤함은 아침이슬처럼 곧 사라진다. 반면 우리의 어떤 선택은 다른 사람의 행복이나 창조적인 사고를 촉진하면서 보다 깊은 내면의 행복감을 안긴다. 남을 행복하게 해주는 것이 자신이 행복해지는 지름길이며, 그 유효기간도 제법 길다는 것은 과학적으로도 증명된 사실이다. 또한 자신을 격려하고 위로하는 다정한 다짐도 삶을 변화시키는 긍정적인 결과를 가져올 수 있다.

문을 열고 촛불을 밝히라

지금까지 현대과학이 풀어낸 행복방정식을 살펴보았다. 그러나 공식을 풀었다고 행복을 거머쥐는 것은 아니다. 이 가운데 오직 세 번째 요소인 '자발적인 행동'만이 인간의 내면에 깊이 침투해서 행복의 비밀이 감춰진 보물창고를 열 수 있다. 그리고 그곳이야말로 내가 진정한 행복을 발견할 수 있는 유일한 장소라고 믿는 지점이다. 당신의 보물창고에는 무엇이 들어 있는가. 그곳에서 무엇을 발견하느냐에 따라 인류 역사상 최대 과제인 "인간은 지속적으로 진정한 행복을 누릴 수 있을까"에 대한 해답은 달라질 것이다.

동양사상에서는 삶은 고해이며, 고통은 사고, 불운, 노화, 질병, 죽음 등 여러 모습을 가장해 찾아온다고 가르친다. 이 가르침은 "지속적인 행복은 환상에 불과하다"라는 비관론자들의 주장을 뒷받침한다. 기억력과 상상력을 지닌 인간은 고통에서 헤어날 수 없는 운명이다. 다른 생명체가 과거의 상처에서 비롯한 비탄과 분노에 시달리거나, 앞으로 닥칠 노화나 죽음을 걱정하지 않는 반면, 인간은 과거의 상처에 허덕이고 미래에 대한 불안감에 괴로워한다.

물론 인간 이외의 동물에게도 기억력은 있다. 당신이 발로 찬 개는 십년이 지나 당신을 만나도 으르렁댈 것이다. 그러나 발에 채인 개는 인간과 달리 십년 동안 복수의 칼날을 갈지는 않는다.

오직 인간만이 고통을 기억하는 능력을 가졌으며, 그 능력으로 인해 고통에서 벗어날 길을 찾으려 애쓴다. 지금 이 시간에도 지구 곳곳에서는 수많은 사람이 과거의 고통에서 벗어나고 미래의 불안을 피할 방법을 찾으며 현재를 살아가고 있다.

그러나 동양사상은 의사가 환자를 진단하듯이, 고통을 피하는 대신 근원을 찾아내는 방법을 제시하고 있다. 그 중에서 고대 인도의 경전 《베다》와 불경은 고통과 불행을 일으키는 다섯 가지 주요 요인을 다음과 같이 일별한다.

1. 자신의 진정한 정체성(참자아)을 알지 못하는 것
2. 유한한 세상에서 영원한 생명에 집착하는 것
3. 변화를 두려워하는 것
4. 자아라는 이름으로 포장된, 사회가 심어준 착각인 그릇된 욕망에 집착하는 것
5. 죽음을 두려워하는 것

● 진정으로 행복하려면

지난 수세기 동안 인간의 삶은 획기적인 발전을 거듭했지만, 상기한 요인은 여전히 우리의 발목을 붙잡고 있다. 근본적인 문제를 해결하지 않는 한 어떤 강력한 약물이나 애정 어린 보살핌, 다른 사람을 행복하게 해주려는 순수한 노력도 큰 효과를 거두지 못할 것이다. 그러나 행복방정식은 문제의 진정한 해답을 제공하지 못한다. 삶 자체가 변화에 대한 두려움, 그릇된 욕망과 기대에 대한 집착, 다가오는 죽음에 대한 공포를 의미하는 탓이다. 이런 혼란 속에서 우리는 가장 본질적이고 단순한 질문에 매달리게 된다. 나는 누구인가.

다행스럽게도 고통의 다섯 가지 요인과 모두 씨름할 필요는 없다. 언뜻 다른 듯 보이지만 그 밑바닥에는 모두 '자신의 진정한 모습을 보지 못한다'라는 공통분모가 자리하고 있기 때문이다. 일단 자신의 진정한 모습을 찾으면, 모든 고통은 한순간에 마무리될 수 있다. 이는 우리에게 주어진 위대한 약속임이 분명하지만, 사람들은 시대가 바뀔 때마다 새로운 세대가 그 비법을 발견해 주기를 기대하면서 3,000년 이상을 기다려왔다. 그러나 이

탐구는 저마다의 방식으로 이뤄야 할 개인적인 과업이다. 인간은 본능적으로 자신에게 깊은 관심을 가지고 있다. 그 관심을 보다 발전시켜 내면을 깊이 탐구하면, 참자아가 둥지를 튼 은둔처를 발견할 것이며 더불어 행복의 비밀도 풀릴 것이다.

당신의 참자아는 사고나 지성, 자의식 너머 깊은 심연에 존재한다. 평화와 사랑, 충만함을 애타게 갈구하는 제한된 자아의 울타리 너머로 시야를 넓히면, 진정한 자아로 통하는 길을 발견할 수 있다.

우리는 누구나 우주의 근원적인 창조 에너지와 연결되어 있다. 고대의 현자들은 이러한 사실을 다음과 같은 아름다운 문장으로 표현했다. "인간의 깊은 내면에는 작은 성전이 있고, 그 안에는 영원히 타오르는 작은 촛불이 있다. 그 성전의 문을 열고 환한 불빛이 새어나오게 할 수만 있다면, 의심과 분노, 두려움과 무지 같은 내면의 어둠은 한순간에 사라진다."

참자아는 시간과 공간, 원인과 결과라는 차원 밖에 있으며, 우리의 본질인 근원의식은 영원히 존재하는 불멸성을 지닌다. 참자아를 발견할 수만 있다면 고통의 굴레에서 벗어나 진짜 행복을 맛볼 수 있을 것이다. 이것이 바로 '깨달음'이다. 많은 사람이 흔히 깨달음을 '고립'과 동일시하여, 깨달음을 얻으면 일상의 즐거움을 포기한 채 독야청청해야 할 것만 같은 부담을 느낀다. 만약 이들에게 굳이 둘 중 하나를 고르라고 한다면 깨달음보다는 일상의 즐거움을 택할 것이다. 그러나 참자아를 깨닫는 것은 세상과 격리되거나 일상의 행복을 포기하는 게 아니라, 오히려 삶이라는 텃밭을 더욱 비옥하게 만들 저수지를 찾는 것이다.

참자아에 접근하면 우리는 모든 존재를 하나로 연결하는 고리를 발견하게 된다. 참자아는 개인의 한계를 초월하여 존재한다. 즉, 존재는 개인이라는 한계를 넘어 확장되고 팽창한다. 이때 '개인의 한계를 초월한다(transpersonal)'라는 말은 종종 '개별성을 버린다'라는 뜻으로 오인되어 깨달음을 추구하는 사람에게 두려움을 안기곤 한다. 그러나 진실은 정반대다. 덕망 높은 인도의 한 영적 지도자는 깨달음을 이렇게 표현하고 있다. "나의 사랑은 모닥불처럼 사방을 비춘다. 그 빛은 어느 한 사람에게 집중되지도 않고 어느 한구석을 그냥 지나치지도 않는다." 사랑과 평화와 충만함에 가치를 둔 사람에게 참자아를 발견하는 것은, 이러한 요소를 몇 배나 확장하는 일이다.

변화는 변하지 않는 것에서

참자아를 발견하는 것은 결코 어려운 일이 아니다. 그것은 이미 우리 안에 깔린 프로그램이다. 일단 올바른 길로 들어서면 어떤 스트레스나 부담도 느끼지 않고 차근차근 앞으로 나아갈 수 있다. 필요한 것은 단 하나, 처음 걸음을 내딛을 때 품어야 할 작은 믿음뿐이다. 서구문명에서 자란 우리는 '불행에서 영원히 벗어날 길은 깨달음에 이르는 것'이라는 가르침을 받을 기회가 거의 없었지만, 다행히 스스로 이 경지에 도달할 능력을 갖고 있다. 일단 올바른 진리의 길을 발견하면, 그곳에 첫걸음을 딛기만 해도 마음을 짓누르던 고통이 가벼워지는 걸 느낄 수 있을 것이다. 때로는 한순간에 모든 고통이 사라지는 획기적인 치유를 경험할 수도 있다.

지금 당장은 깨달음이라는 말뜻이 정확히 이해되지 않겠지만, 잠시 후 당신은 깨달음의 여정으로 인도하는 일곱 가지 비결을 만나게 될 것이다. 그에 앞서 정말 단순하지만 막강한 힘을 가진 불변의 진리를 하나 소개한다.

끊임없이 변화하는 세상에서도 결코 변하지 않는 것이 있다.

이 단순한 진리는 동서고금을 막론하고 모든 탐구의 절대목표이기도 하다. 지금 이 순간 당신의 호흡에 집중해보라. 들숨과 날숨을 느낄 수 있을 것이다. 또 사고에 집중하면 머릿속에서 떠오르고 사라지는 생각을 관찰할 수 있을 것이다. 우리 몸의 여러 기능은 밀물과 썰물처럼 모두 일정한 주기가 있으며, 세상을 비롯한 온 우주도 이와 같은 방식으로 운행된다.

이 차고 기우는 주기는 어디서 비롯된 걸까. 변화를 가능하게 만드는 변화하지 않는 것은 무엇일까. 보이지 않지만 그것은 확실히 존재한다. 잔잔한 바다가 없다면 거친 파도도 일렁일 수 없다. 고요한 마음이 없다면 다양한 사고는 불가능할 것이다. 사물이나 에너지의 무한한 잠재력의 영역, 즉 기저상태가 없다면 물리학적인 견지에서 우주 자체가 존재할 수 없다.

모든 변화는 변하지 않는 상태를 바탕으로 한다. 이를 관찰하는 것은 매우 중요하다. 변화의 소용돌이에 휘말린 당신의 존재가 영원히 불변하는 깊은 근원에 뿌리내리고 있다는 사실을 말해주기 때문이다. 당신은 기저상태라는 견고한 기초공사 위에 서 있는 단단한 건축물이다. 주변에 눈을 돌려보라. 나무, 노을, 보름달, 빛나는 별 등은 모두 관찰자인 당신과 함께 언젠가는 사라질, 시간의 덫에 걸린 유한한 존재다. 그러나 그 근본이 되는 기저상태는 탄생하고 스러지는 차원을 뛰어넘는다. 그것은 언제나 동일한 상태로 무한히 지속되는 불변의 영역이다.

깨달음이란 기저상태에 도달하는 길을 찾는 간단한 여정이다. 거기에 도달하기만 하면 당신은 자연스럽게 "아, 이게 진정한 내 모습이구나!" 하고 알아차리게 된다. 그곳에서 얻는 것은 이런 깨달음이 전부다. 이는 곧 행복의 열쇠가 당신 손에 쥐어져 있다는 뜻이기도 하다. 행복의 일곱 가지 열쇠는 다른 말로 하면 깨달음의 일곱 가지 열쇠라고 할 수 있다. 이 열쇠는 생활방식을 완전히 바꾸지 않아도 될뿐더러, 일상에서 생각하고 실천할 수 있는 간단한 것으로 이루어져 있다. 당신이 굳이 깨달음을 추구

● 진정으로 행복하려면

하고 있다고 떠벌리지 않아도 사람들은 보다 행복하고 충만해진 당신의 모습을 보면서 그러한 사실을 확인하게 될 것이다.

  깨달음에 이르는 여정은 하루아침에 도달하는 단기 코스가 아니라 오랜 시간과 인내를 필요로 하는 장기 레이스다. 그러나 노력의 열매를 바로바로 맛볼 수 있는 달콤한 여정이기도 하다. 당신은 기저상태, 참자아 같은 핵심의식에 한 발짝 다가설 때마다 불행의 요인이 하나씩 사라지는 걸 직접 체험하게 될 것이다. 그와 함께, 애초에 지니고 있던 행복의 씨앗이 하나씩 꽃망울을 터뜨리는 걸 느끼게 될 것이다. 불행이라는 어둠을 몰아내고 행복이라는 등불을 밝히는 일석이조의 효과를 누리는 셈이다.

하나
몸의 소리에 귀를 기울이라

The Ultimate *Happiness* Prescription

우주와 당신의 몸은 에너지와 정보, 의식을 공유하는
동일한 장場이다. 몸의 소리에 귀를 기울이고 의식적으로
반응하면 무한한 가능성의 세계로 진입할 수 있다.
그곳에서는 모든 경험이 평화와 조화로움,
기쁨 안에서 이루어진다.

우주에는 유일한 사원이 존재한다…… 바로 인간의 몸이다.
- 토머스 칼라일

당신을 행복으로 인도할 가장 믿음직한 안내자는 당신의 몸이다. 몸은 마음을 돕고자 고안된 것이며, 몸과 마음은 서로 힘을 모아 행복이라는 상태를 창조한다. 어떤 행동을 할지 말지를 결정할 때 몸에게 먼저 "네 느낌은 어떠니?" 하고 물어보라. 만일 몸이 신체적·감정적으로 거부반응을 보이면 그 행동에 대해서 다시 한 번 생각해볼 필요가 있다. 반대로 몸이 편하고 즐거워하면 그 행동은 하는 게 좋다. 우리 몸과 마음은 함께 조화를 이루어 하나의 장을 형성한다. 그러므로 몸과 마음을 분리한 채 사는 것은 우주의 이치를 거스르는 일이다.

우리가 겪는 모든 경험에는 몸의 반응이 포함되어 있다. 이를테면, 배가 고프다는 것은 마음과 위에서 동시에 공복감을 느끼는 것이다. 기적 같은 영적 체험의 벅찬 감동은 심장과 간의 세포가 함께 나눈다. 신체반응 없이 홀로 이루어지는 어떠한 사고나 감각, 느낌도 존재하지 않는다.

늘 깨어 의식하라

행복의 첫 번째 열쇠는, 몸의 소리에 귀를 기울이면 무한한 가능성을 지닌 열린 세계에 연결된다는 것이다. 우리의 몸과 마음과 영혼은 본질적으로 통합되어 있는데 왜 분리된 느낌이 드는 걸까. 의식이 부족하기 때문이다. 의식은 매우 강력한 힘으로서, 온몸의 세포를 조율하고 수많은 반응을 조절한다. 마음의 생각을 몸에 전하는 '침묵의 전달자'이며, 동시에 몸이 보내는 피드백을 마음에 전달해서 마음이 이해와 지원을 받는다는 기분을 느끼도록 만든다. 사랑을 예로 들어보자. 마음이 사랑받고 있다는 걸 느끼면 몸의 세포는 활기를 띠고, 영혼은 진정한 사랑의 기쁨으로 충만해진다. 당신의 삶은 이제 오월의 장미처럼 눈부시게 빛날 것이다.

이처럼 몸과 마음과 영혼이 조화를 이루면 행복은 자연스럽게 따라온다. 반면에 조화를 잃으면 불안과 고통, 질병에 시달린다. 불행은 이러한 피드백의 결과로써, 몸과 마음과 영혼 중 어느 한 곳에 조화가 깨졌다는 사실을 경고한다. 다시 말해, 불행하다는 것은 우리의 의식이 미치지 못하는 단절된 곳이 있다는 뜻이다. 이런 통합적인 관점을 가질 때에만 우리는 건강함(몸)과 온전함(마음)과 거룩함(영혼)을 연관 지어 생각할 수 있다.

몸과 마음과 영혼은 한 뿌리에서 나온 세 갈래 가지이기에 어떤 조화나 부조화에도 같은 반응을 보인다. "모든 이슈(문제)는 티슈(몸의 조직) 안에 있다(The issues are in the tissues)"라는 말이 있다. 분노, 우울증, 신경증, 적개심, 막연한 불안감 같은 심리가 단순히 정신적인 문제만이 아니라는 뜻이다. 그런 감정이 뇌에 입력되면, 뇌는 중추신경을 거쳐 문제가 생겼다는 사실을 온몸의 세포와 조직에 전달한다.

우리의 모든 필드, 즉 몸과 마음과 영혼은 아주 작은 고통이나 즐거움에도 세심하게 반응한다. 다시 말해, 우리의 모든 필드는 의식을 가지고 있으며, 관심을 받으면 비약적으로 증폭된다. 이 의식은 사고와 구별되는 것이다. 엄마는 아이가 괴롭힘을 당하거나 난관에 빠져 있다는 사실을 '알기' 전에 아이의 상태를 먼저 '감지'한다. 이때 의식은 일종의 직관이다. 의식하는 데 필요한 것은 그저 관심을 기울이는 일뿐이며, 이를 통해 우리는 열린 장의 무한한 가능성에 접속한다. 이것은 마치 우주라는 방대한 컴퓨터에 플러그를 꽂는 것과 같다. 우리 몸의 필드에서 일어나는 아무리 사소한 일이라도 우주라는 슈퍼컴퓨터의 조종을 받는다.

반대 현상도 일어난다. 당신의 의식이 깨어있지 않으면 여러 부분에서 동시다발적으로 분열이 생긴다. 몸과 마음을 연결하는 피드백의 회로가 더 이상 작동하지 않으며, 세포에 공급되어야 할 에너지와 양분도 흐름이 막히기 시작한다.

몸에 관심을 기울이지 않는 것은 어린아이를 방치하는 것만큼이나 위험한 일이다. 부모가 아이의 요구에 무관심하고, 도움을 청하는 울음소리를 외면하고, 행복한지 불행한지 관심조차 기울이지 않는데 어떻게 아이가 올바르게 성장하겠는가. 몸도 마찬가지다. 몸은 우리 멋대로 정한 것처럼 스무 살을 전후로 성장을 멈추는 게 아니라 유전학적으로 평생에 걸쳐 끊임없이 변화한다. 변화에는 중간지대가 없다. 성장하고, 발전하고, 진화하든지 침체되고, 쇠퇴하고, 혼란에 빠지든지 할 뿐이다. 어떤 방향으로 나아갈지는 당신이 얼마나 관심을 갖고 의식하느냐에 달려 있다. 관심이야말로 당신을 무한한 가능성의 열린 장에 접속시키는 연결고리이기 때문이다.

행복에 기여하는 세 가지

열린 장은 우리의 몸과 마음과 영혼을 지원하는 여러 자질과 속성을 품고 있다. 그중에서 행복에 기여하는 중요한 속성 세 가지를 꼽자면 첫째, 지성이다.

인간의 몸은 생각하고, 피아노를 치고, 호르몬을 분비하고, 체온을 조절하고, 세균을 죽이고, 해독하고, 아기를 잉태하는 일을 한꺼번에 수행한다. 이를 가능하도록 하는 것이 바로 지성이다. 지성은 우리 몸이 여러 가지 일을 동시에 수행하도록 만드는 한편, 충만함으로 향하는 길을 선택하도록 이끈다.

충만함이란 말이 다소 신비롭게 들릴 수도 있겠다. 쉽게 정의

하자면, 충만함은 올바른 사고, 올바른 감정, 올바른 행동이 가져오는 결과를 말한다. 그리고 여기에는 반드시 몸의 역할이 포함된다. 올바른 판단을 하는 마음의 지성과 제 역할을 수행하는 간세포의 지성은 모두 같은 지성이기 때문에, 둘 사이에 어떤 경계선을 그을 수 없다. 지성은 몸과 마음의 영역을 모두 아우르며 각자의 방식으로 표출된다. 몸의 지성이 유전적·화학적 차원에서 실수를 저지르면 세포는 죽거나 손상을 입는다.

마음의 지성은 다른 차원, 즉 윤리적·도덕적 차원에서 옳고 그름을 구별한다. 감정의 지성도 자신의 차원에서 해로운 감정과 유익한 감정, 해가 되는 관계와 득이 되는 관계를 구별한다. 우리가 몸과 그 소리에 의식을 집중할 때 지성은 무한히 확장된다. 인간의 몸은 무수한 신체기능을 수행하는 동안 우주의 별이나 행성의 움직임을 재현한다. 당신의 생체 리듬도 우주가 연주하는 거대한 교향곡의 일부다. 우리가 우주를 uni-verse(one verse=one song)라고 부르는 이유다.

행복에 기여하는 열린 장의 두 번째 속성은 창의력이다. 창의력은 삶의 흐름을 새롭고 신선하게 만든다. 또한 타성에 젖는 것을 방지하며 습관에서 벗어나도록 한다. 대부분의 시간 동안 우리 몸은 규칙적인 틀에 매여 있는 것처럼 보인다. 똑같은 호흡이 계속되고, 심장박동도 일정하게 되풀이된다. 규칙적으로 음식과 공기를 섭취하며, 세포들은 한 치의 오차도 없이 동일한 화학작용을 끝없이 반복한다. 여기에는 어떤 예외나 즉흥성도 허락되지 않는다.

그러나 우리 몸은 새로운 상황에 적응하는 놀라운 융통성도 아울러 지니고 있다. 당신이 아기를 갖거나, 마라톤에 참가하거나, 산에 오르는 등 새로운 일을 계획하는 순간, 수백만 개의 세포가 당신의 의도를 파악한다. 이런 적응력은 기계적인 반응이 아니다. 자동차 가속 페달을 밟으면 속도가 올라가는 것과는 다른 이치다. 인간의 몸은 창의력을 발휘해서 변화하는 상황에 적절하게 대응한다.

당신은 자신이 얼마나 창의적으로 생각하고 말하는지를 스스로 관찰할 수 있다. 머릿속을 맴도는 많은 생각을 주의 깊게 살펴보라. 어느 하나도 똑같은 게 없을 것이다. 말도 그렇다. 어떤 말도 똑같이 되풀이되는 경우는 없다. 우리 뇌는 특정한 생각이나 말에 가장 적합한 신경활동을 창조하는 능력을 지니고 있다. 설사 그 생각이나 말이 역사상 유래 없는 것일지라도 전혀 문제가 되지 않는다. 《베다》에서는 창의력을 아난다Ananda, 즉 희열과 동일시한다. 희열은 강렬한 기쁨을 표현하는 말로, 몸의 세포는 이 기쁨을 넘치는 생기나 활력, 원활한 흐름으로 표출한다.

생명력이 넘친다는 말은 기쁨이 충만하다는 뜻이다. 이 상태에 도달하면 못할 일이 없을 것처럼 의기충천해진다. 몸은 무거운 짐을 벗은 듯 가벼워지고, 잠자던 창의력이 힘차게 꿈틀거린다. 창의력은 끊임없이 새로워지려는 삶의 자세에서 비롯되는데, 그 에너지원은 희열이다. 그렇다고 억지로 희열상태에 들어가려고 애쓸 필요는 없다. 노력한다고 될 일도 아닐뿐더러, 그저 의식만 해도 족하다. 희열은 생기발랄하고, 혈기왕성하고, 기쁨이 충만한 속성을 지닌 의식 안에 깔린 원초적인 프로그램이다. 따라서 희열이 부족할 때면 그저 깊이 의식하는 것만으로 충분히 보충할 수 있다.

행복을 지원하는 열린 장의 세 번째 속성은 힘이다. 우리 몸의 세포는 지극히 미시적인 차원에서 작용하지만, 거대한 산이 깎여 평지가 되고, 바다가 말라서 사막으로 바뀌는 엄청난 환경 변화 속에서도 생존하고, 번성하고, 진화해왔을 정도로 강인한 힘을 지니고 있다.

진정한 힘은 결코 공격적이지 않다. 가장 강력한 힘은 볼 수 없거나 느껴지지 않는 힘이다. 그 힘은 수많은 세포를 조정해서 일사불란하게 제 역할을 다하도록 만든다. 몸에 해를 입히는 모든 바이러스와 세균에 대항하며, 몸 안에서 암 덩어리가 혹시 반란을 일으키지 않는지 끊임없이 감시한다.

지성과 마찬가지로 힘의 속성에 한계를 부여하는 것은 우주의 섭리에 어긋나는 일이다. 우리의 몸과 마음과 영혼은 각자 고유의 방식으로 자신의 힘을 표현한다. 마음이 힘을 표현하는 방식은 관심과 의지이며, 이로써 내면의 관념적인 사고를 밖으로 드러낸다. 몸은 주로 육체의 강인함과 인내심을 통해 힘을 내보이지만, 복잡한 신진대사를 일관성 있게 지속하는 것으로 능력을 증명하기도 한다. 영혼은 내면의 잠재적인 능력을 외부로 표출하는 것으로 힘을 표현한다. 인도에서는 이런 영적 에너지를 샤크티Shakti라고 부르면서 가장 본질적인 에너지로 여겼다. 샤크티를 얻으면 보지 못하던 것을 보고, 상상한 모든 것이 실현되는 경험을 하게 된다. 소망하는 것과 성취 사이에 어떤 장애물도 존재하지 않는 것이다.

샤크티는 신비한 초능력이 아니다. 그것은 의식의 본질적인 속성이다. 산소분자를 예로 들어보자. 샤크티와 접속하지 않은 산소는 공기를 떠다니는 분자일 뿐이지만, 샤크티가 개입하는 순간 온몸의 세포에 생명력을 전달하는 존재로 변모한다. 보다 깊은 차원으로 들어가면, 샤크티는 당신에게 우주를 창조하는 데 한몫을 담당할 능력을 부여한다. 당신은 더 이상 수동적인 우주의 관찰자가 아니다. 방대한 우주는 이 순간에도 당신을 통해 자신을 표현하고, 당신의 의식이 인식하는 대로 자신의 모습을 드러낸다. 고압전력을 낮추는 변압기처럼, 당신의 몸은 우주의 막대한 에너지를 인간의 몸에 맞춰 조절한다. 그러나 그 힘은 축소되거나 변형되지 않는다. 뇌세포 하나가 방출하는 전기 에너지는 빅뱅으로 방출되는 전기 에너지와 맞먹는다. 이 무한한 힘을 전달받는 통로는 우리의 의식이다. 당신이 안팎의 무언가를 의식하면 할수록 우주의 거대한 힘을 그만큼 공유할 수 있다.

자신의 몸을 의식하는 단순한 행동이 내면에 잠재된 지성과 창의력과 힘에 생명력을 불어넣는다는 사실을 깨닫기 바란다. 무언가를 의식하는 행위는 하면 좋고 안 해도 그만인 일이 아니라, 반드시 해야만 하는 필수과제다. 걱정에 휩싸이거나, 피곤하거나, 우울하고 혼란스러워서 의식이 침체되면, 지성과 창의력과 힘의 흐름도 막히게 된다. 노인성 질환이나 노환도 사실상 무언가를 의식하는 능력이 쇠퇴한 결과다. 몸속 세포들은 이런 상태를 곧 감지하며 이는 세포손상으로 이어진다.

그저 평온하라

의식이 깨어 있도록 하는 가장 손쉬운 방법은 자신을 평온하게 안정시키는 것이다. 여기에는 특별한 비법이 없다. 그저 내면의 혼란스런 감정에 관심을 집중하면 된다. 운전 중에 누군가 갑자기 끼어드는 경우를 생각해보자. 보통 벌컥 화를 내거나 당황하기 마련이다. 그러나 이런 반응은 당신과 무한한 가능성의 열린 장을 연결하는 평온하고 고요한 집중력을 흐릴 뿐이다. 평정을 잃지 말고 내면의 감정에 관심을 기울이라. 그런 다음 심호흡을 하라. 심호흡은 몸의 의식을 회복하는 가장 간단한 방법이다.

내면에서 혼란스러운 감정이 일면 그것이 사라질 때까지 조용히 지켜보라. 무반응의 공백을 만들어서 자극-반응의 고리를 끊어라. 부정적인 반응이 스스로 점화되는 것을 잠시 차단함으로써 몸이 애초의 조화롭고 협조적인 상태를 회복하도록 기회를 주는 것이다. 그러면 당신은 평정을 되찾고 스스로를 조화롭게 조절할 수 있는 본래 상태로 돌아가게 된다.

반면에 스트레스는 당신을 생리적 과잉반응으로 몰고 간다. 스트레스 상황에서는 호르몬이 과다분비 되고, 맥박이 빨라지고, 신경이 곤두서는 등 여러 생리적 과잉반응이 나타난다. 대부분의 반응이 순간적으로 나타났다 사라지지만, 습관적으로 반복되면 서서히 몸의 조화가 흐트러진다. 본래의 평온한 의식은 흥분된 스트레스 반응을 끌어안으려 하지만 두 상태는 본질적으로 공존이 불가능하다. 평온과 혼란은 결코 동시할 수 없다.

  당신은 고통스럽거나, 스트레스에 시달리거나, 우울하고 힘겨울 때마다 도망가고 싶은 생각이 들 것이다. 자신의 감정을 부정하거나, 과로로 자신의 몸을 혹사하거나, 약물이나 알코올 중독에 빠지는 것은 모두 일종의 도피행각으로, '의식의 부재'라는 공통점을 지닌다. 당신이 이런 유혹에 쉽사리 빠지는 이유는, 무언가를 의식하는 게 오히려 고통을 더한다는 잘못된 사고방식에 사로잡혀 있는 탓이다. 하지만 이는 사실이 아니다. 의식은 치유의 힘을 갖고 있다. 의식은 그 자체가 온전하며, 치유의 본질은 온전함을 회복하는 것이다.

  현대인이 지나치게 의존하는 과학은 치유현상을 이해하는 기초단계에 불과하다. 인간의 몸은 무수하고 미세한 생리작용을 동시에 조절하기 위해 수백만 년 동안 진화를 거듭해왔다. 질병은 몸이 이러한 자기조절 능력을 잃었을 때 생긴다. 반면 치유는 우리 몸이 그것을 다시 기억해낼 때 이루어진다. 예를 들어, 우리는 일상생활에서 자기도 알지 못하는 사이에 폐렴구균 박테리아에 노출될 수 있다. 그러나 몸이 적절한 항체를 만드는 법을 알고 항상성을 유지할 수 있다면 그것만으로는 병에 걸리지 않는다.

 항체를 만드는 능력은 의식에서 비롯된다. 우리의 면역계는 침입자를 인식하고 그 속성을 파악해서 적절한 조치를 내리는데, 마음과 몸의 의식이 충분히 깨어있지 않다면 치유법을 생각해낼 수 없다. 현대의학은 우리 몸을 신경계, 내분비계, 심혈관계 등으로 분류하면서 치유 시스템은 배제하고 있다. 치유 시스템은 비록 눈에 보이지는 않지만 온몸에 분포되어 작은 사고나 감정에도 예민하게 반응한다. 우리가 도외시하는 치유 시스템보다 더 지성적이고 창의적이고 강력한 몸의 기능은 없다.

공간을 바라보라

치유는 병에 걸렸을 때만 가동되는 분리된 과정이 아니라, 호흡처럼 일분 일초도 쉬지 않고 지속되어야만 한다. 이것은 무한한 열린 장의 존재를 인정하고 소통할 때에 비로소 가능해진다. 이를 위해 우리가 할 수 있는 가장 중요한 행동은, 몸의 여러 감각에 세심하게 관심을 기울이고, 무한한 열린 장을 깨닫는 것이다. 그런데, 어떻게?

당신은 평소 사물이나 사람, 사건과 같은 외부자극에 관심을 기울이며 살고 있을 것이다. 그러나 이제부터는 사물과 사물 사이에 존재하는 공간을 보도록 노력하라. 지금 당신이 누군가를 바라보고 있다면, 당신과 그 사람 사이에 놓인 공간에 눈을 돌려라. 열린 장은 우리가 아무것도 없다고 생각하는 바로 그곳, 생각과 생각 사이, 사물과 사물 사이, 호흡과 호흡 사이, 움직임과 움직임 사이에 놓여있다. 그곳은 모두 같은 공간이다. 우리가 아무것도 보지 못하는 것은 의식이 다다르지 않았기 때문이다. 만일 의식을 부여하기만 하면, 비어있는 것처럼 보이던 공간은 가득차고, 충만하고, 역동적인 곳으로 변할 것이다. 그곳은 순수한 에너지가 잠자고 있는 필드이며, 미래의 순간과 사물이 출현할 미지의 영역이다.

공간은 언제나 고요하다. 따라서 당신이 공간에 관심을 기울이면 당신의 마음도 고요해진다. 마음뿐만 아니라 몸도 그동안 쌓아두었던 긴장과 절망, 상처를 밖으로 내뿜기 시작한다. 그런 깊은 이완상태로 돌입하면 치유활동이 왕성해진다. 당신의 몸은 오랜 세월 쌓아두었던 감정과 기억, 상처를 내보낼 필요가 있다. 부정적인 과거의 찌꺼기를 일일이 확인하고 씨름하느라 에너지를 낭비할 필요가 없다. 하지만 우리 모두는 이런 어리석은 행동을 거듭하며 살고 있다. 무/의식적으로 끊임없이 몸에 지나친 요구를 가하면서, 몸이 편안하게 이완되고 활짝 열릴 수 있는 기회를 차단하고 있다.

"내 몸은 그렇게 억압돼 있지 않다"라고 주장하고 싶다면 확인할 손쉬운 방법이 있다. 조용한 곳에 편히 앉아 자기 몸에게 "네가 원하는 건 무엇이든 할 수 있다"라고 말해보라. 여러 가지 반응이 나타날 것이다. 깊은 한숨이 나거나, 갑자기 졸리거나, 여러 기억이 한꺼번에 되살아나거나, 예상하지 못한 신체적 반응(대개 불편하거나 경직된)이 나타나거나, 감정이 북받치거나, 눈물이 흐르거나, 위로받고 싶은 마음이 든다면 몸 안에 치유의 공간이 필요하거나 변화를 원한다는 신호다. 하지만 당신의 몸이 자연스럽게 자기치유가 이루어지는 편안한 상태에 있다면 정반대의 반응이 나타날 것이다. 깊은 평화와 안정감을 느끼거나, 가볍게 흥분되거나, 홀가분해지거나, 마음속 깊은 곳에서 기쁨이 샘솟 거나, 세상의 가면 너머로 얼핏 스치는 미지의 세계에 대한 경이로움을 맛보게 될 것이다.

정리하자면, 몸이 편안하고 자연스런 상태에 있다면 당신은 행복을 경험하게 될 것이다. 세포 하나하나가 자의식과 기쁨, 불멸에 대한 확신으로 가득차서 당신의 의식은 충만해지고 한없이 확장될 것이다. 인도에서는 이를 삿칫아난다(sat chit ananda, 지복을 아는 것-옮긴이) 또는 '의식의 영속적인 희열'이라고 부른다. 이런 상태에 도달하면 당신의 몸은 자신을 의식하는 것만으로도 치유가 된다. 그렇다면 자신을 제대로 안다는 건 무엇일까. 모든 생명체는 전지와 전능, 편재라는 위대한 속성을 기본적으로 갖고 있다는 사실을 인식하는 것이다.

나는 이렇게
몸의 소리에 귀를 기울인다

1

나는 몸속 에너지를 최대한 확장하는 데 주력한다. 내 몸은 우주의 무한한 에너지에 나를 접속시키는 연결고리다. 내가 에너지가 부족하다는 걸 느낀다면 방대한 우주 에너지의 흐름을 거스르고 있다는 뜻이다. 고로 나는 내 몸이 무엇을 필요로 하는지 귀 기울이고 그 충고를 따른다. 내가 바라는 것은 내 몸이 물리적 한계에 얽매이지 않고 우주의 충만한 희열을 경험하는 것이다. 나는 내 몸과 우주가 하나임을 믿는다.

2

나는 어떤 행동을 하기 전에 우선 마음의 허락을 받는다. 내가 믿기만 하면 마음은 나의 가장 훌륭한 인도자이기 때문이다. 감성지능의 발원지인 마음은 동정심과 진심어린 공감과 사랑의 눈으로 세상을 바라보도록 도울 뿐만 아니라, 마음 깊이 숨어 있는 진정한 나와 만나도록 안내한다. 또한 다른 사람 안에서 내 모습을 발견하도록 자극하여 모든 인간관계를 풍성하게 만든다.

3

나는 적정한 몸무게를 유지하도록 노력한다. 몸무게는 행복지수와 비례한다. 무겁고 둔한 몸은 더 깊은 관심이 필요하다는 신호이며, 무기력증과 타성에 젖어 신선한 생기와 생명력을 잃어가고 있다는 경고다. 지친 몸에 활기를 불어넣는 최선의 방법은 몸이 원하는 걸 주는 것이다. 그것은 잠이나 휴식일 수도 있고, 영양분이나 운동일 수도 있고, 자연과의 교감일 수도 있다.

둘

진정한 자부심을 회복하라

The Ultimate *Happiness* Prescription

진정한 자부심은 자기 이미지를 좋게 만드는 게 아니다.
자기 이미지는 다른 사람이 나를 어떻게 생각하는지를
반영한 결과물에 불과하다. 자신의 정체성이
자기 이미지에서 진정한 자아로 옮겨갈 때,
당신은 누구도 빼앗을 수 없는 행복을 알게 될 것이다.

우주의 중요한 구성원인 당신은
모든 삼라만상처럼 당신의 사랑과 애정을 받을 자격이 있다.
— 부처

자신이 아닌 다른 무엇이 되길 바라지 말고
오로지 자기 자신이 되도록 힘쓰라.
— 성 프란시스 드 살레 주교

행복은 애초부터 우리에게 속한 것이기에 우리가 행복한 것은 당연한 일이다. 자신의 본연의 모습을 알게 될 때 진정한 행복은 더욱 가까워진다. 그러나 사람들은 자기 이미지와 참모습을 혼동하곤 한다.

자기 이미지는 주로 외적인 요소에 따라 결정된다. 이 요소는 사람일 수도 있고 사건이나 상황, 물리적 대상이 될 수도 있다. 그중에서도 돈은 거의 절대적인 잣대다. 사람들은 돈을 많이 벌면 행복해진다고 믿으며 무작정 돈을 쫓는다. 돈으로 행복을 살 수 없다는 이야기를 누누이 들었는데도 끝내 집착을 버리지 못한다. 얼마나 돈을 많이 벌고, 얼마나 좋은 직업을 갖고, 얼마나 값비싼 물건을 소유하느냐와 자신의 정체성을 동일시하기 때문이다. 전문용어로 이를 대상조회(object referral)라고 하는데, 외부 대상과 자신을 동일시한다는 뜻이다.

부와 지위, 재물, 다른 사람의 평가는 우리가 자신을 인식하는 데 강력한 영향을 미친다. 하지만 이는 동전의 양면과 같아서, 우리는 자기 이미지를 높이려고 다른 사람의 칭찬을 갈망하는 한편, 그들의 비난으로 자기 이미지가 실추되는 것을 두려워한다. 자기를 지탱하는 버팀목을 잃어버릴까봐, 그로 인해 불명예를 살까봐 늘 안절부절한다.

참모습을 기억하라

대상조회의 반대말은 자기조회(self referral)로, 진정한 내면인 참자아와 자신을 동일시하는 것을 말한다. 참자아의 특성은 다음 다섯 가지다. 이 가운데 어느 것도 외부사물이나 사건, 사람과는 관계가 없다.

1. 우주의 삼라만상과 연결되어 있다.
2. 어떤 한계도 없다.
3. 무한한 창의력을 지니고 있다.

4 두려움 없이 미지의 세계로 나아간다.
5 참자아 차원에서 발현되는 의지의 강력한 에너지는 우연의 일치를 만드는 힘이 있다. 당신의 뜻이 실현될 완벽한 외부환경을 조성할 수 있다는 뜻이다.

정체성의 초점을 외부조건이 아닌 자신의 내면으로 옮기면, 참다운 자유를 얻은 당신은 풍성함과 기쁨, 충만함으로 가득 찬 삶을 창조하는 에너지를 얻게 될 것이다. 외부여건에 얽매이는 삶은 피상적인 차원에서 벗어나지 못한다. 그 좁은 세계에 갇혀 아등바등할 필요가 없다. 보다 깊은 차원에 가 닿으면 원하는 것을 한결 손쉽게 얻을 수 있다. 일단 그 차원을 경험하면, 당신은 언제든지 같은 상황과 환경, 관계를 만들어 낼 능력을 얻는다.

당신이 간절히 바라는 것을 이루지 못하는 이유는, 자신의 참모습을 제대로 파악하지 못했기 때문이다. 외부에 집착하는 삶은 그릇된 정체성이 자신의 참모습인 양 착각하도록 만든다. 인도에서는 이런 상태를 아비댜Avidya, 또는 '참된 지식의 결여'라고 말한다. 현자들은 아비댜 상태를 '자신의 계좌에 억만금이 들어있는 것도 모르고 가난에 시달리는 거지'에 비유한다.

 본연의 모습을 기억하지 못하면 눈에 보이는 자기 이미지에 집착할 수밖에 없다. 대상조회는 태어날 때부터 지금까지 과거의 사건이나 상황을 기반으로 자신을 창조한다는 것을 의미한다. 이런 자기 이미지를 자세히 들여다보면 모래 위에 지은 집처럼 불안정하다. 자기 이미지는 칭찬이나 통제, 안정, 힘을 갈구한다. 물론 그 자체가 해로운 것은 아니다. 문제는 이러한 것을 얻지 못하면 점차 상실감이나 두려움에 사로잡힐 정도로 집착하게 된다는 점이다. 중독성 물질이 대개 그렇듯이 권력과 힘 같은 외부요인도 처음에는 기쁨과 쾌락을 안겨준다. "나는 권력을 가지고 있어. 사람들이 내 말에 고분고분 복종하잖아." "나는 안전해. 아무도 날 괴롭히지 않으니까." "나는 힘이 있어. 다른 사람들은 내 앞에만 서면 주눅이 들거든." 우리는 힘 있는 자리에 오르기 위해 매일매일 고군분투하며, 얼마간 그것을 성취하기도 한다. 그러나 기쁨도 잠시, 곧이어 밀려오는 의심과 두려움에 잠식돼 버린다. 전세가 역전되어 우리가 통제하고 억압하던 사람들이 우리 위에 군림하면 어떻게 될지 불안해지기 시작한다.

둘 ● 진정한 자부심을 회복하라

당신이 얼마나 참모습과 거리가 먼 거짓자아에 사로잡혀 있는지 알고 싶은가. 어렵지 않다. 거짓자아의 속성은 다음과 같으며, 참자아와는 완전히 다른 특징을 보인다.

1. 고립되고 외롭다. 그래서 자신의 가치와 소속감을 확인하고자 다른 사람의 인정을 갈구한다.
2. 갇혀 있고 한계가 있다. 이런 나약함이 드러날까 봐 두려워서 다른 사람을 통제하고 다스리려고 안간힘을 쓴다.
3. 창의력 대신 규율과 관습에 안주하기를 좋아한다. 어제와 똑같은 오늘을 만들어야 비로소 안정감을 느낀다.
4. 무엇보다 미지의 세계를 두려워한다. 미지의 세계는 어둡고 황량한 곳이라고 생각한다.
5. 자신이 원하는 것은 반드시 손에 넣으려고 한다. 애쓰지 않으면 원하는 것을 얻을 수 없다는 사고방식 때문이다. 이런 생각은 텅 빈 내면을 반영한다.

거짓자아의 본질은 불안정이다. 거짓자아로 살아간다는 것은 거리의 행인에게 당신을 내어맡기는 격이다. 그들의 아첨이 당신의 행복을 좌우하며, 그들의 비판이 당신의 내면에 상처를 입힌다. 아무리 애를 써도 진정한 평화와 충만감, 행복에 이를 수 없다는 것이 거짓자아의 비극적인 시나리오다. 그렇다면 어떻게 해야 참자아로 살아갈 수 있을까.

사람들은 거짓자아에서 벗어나려면 맞서 싸우는 길 밖에 없다고 생각한다. 이는 언뜻 맞는 말처럼 들리기도 한다. 그런데 여기에는 음험한 함정이 도사리고 있다. 당신이 참자아를 찾으려 노력할 때마다 거짓자아는 자신을 지키고자 죽을힘을 다한다. 당신이 참자아를 찾으면 자신이 멸망할 것을 잘 아는 거짓자아는, 만약 자신을 포기하면 모든 것을 잃을 수도 있다고 당신을 협박한다.

그러나 이는 터무니없는 거짓말이다. 분명히 말하건대, 참자아는 거짓자아가 원하는 평화와 충만감, 기쁨과 안정감을 가져다준다. 사실 이 모든 것은 이미 우리 안에 있어서 굳이 쟁취하려 애쓸 필요도 없다. 거짓자아가 오랜 세월 걸어온 길은 처음부터 잘못된 것이다. 길을 잘못 들었으니 목적지에 도달할 수 없는 건 당연한 일, 목표지점에 다가서고자 발버둥치던 거짓자아는 결국 낙담하여 열패감에 빠진다. 그러나 절망할 필요는 없다. 불가능한 목표를 성취하지 못한 건 실패가 아니기 때문이다.

거짓자아가 추구하는 길은 왜곡된 길이다. 외부여건에 의존하는 대상조회적인 삶은 우리를 안정과 평화, 충만함과 만족감으로 이끌지 못한다. 문제는 평생 계속해온 외부지향적인 습관을 끊고 잘못된 길에서 빠져나오도록 어떻게 자기 자신을 설득하느냐이다.

두려움과 불안을 마주하라

가장 먼저 할 일은, 자신의 참모습에 관심을 기울이는 것이다. 참자아의 열쇠는 자각하고 의식하는 것이라는 사실을 잊지 말라. 우리는 다른 사람에게 인정받는 데 전전긍긍하며 살고 있다. 부모에게 칭찬받는 걸 인생 최대의 목표로 삼았던 어린 시절 습성을 그대로 답습하고 있는 것이다. 그 시절, 부모의 사랑을 받지 못하면 깊이 상심하여 죽을 것 같았던 심정을 기억하는가. 어른이 된 지금도 우리는 작은 일에 연연하고 상처 받으며 괴로워한다. 사랑하는 사람이 무관심할 때 얼마나 깊이 낙담하는지, 동료에게 인정받지 못할 때 얼마나 쉽게 절망하는지 생각해보라. 그리고 이런 습관적인 감정을 주의 깊게 관찰하라. 과거 상처받은 일에 대한 아픈 기억은 다른 사람의 평가에 지나치게 민감하게 만드는 방아쇠 역할을 한다. 이를테면, 어린 시절에 감정적 결핍을 경험한 사람은, 연인 사이에도 얼마간 거리가 필요하다는 사실을 받아들이지 못하고 집착한다.

일단 의식의 문이 열리면 두려움과 불안에 대항하려고 애쓰지 말라. 의식하는 것만으로도 치유효과가 있으니 그저 바라보고 받아들이는 것으로 충분하다. 고통스런 과거의 기억이 떠오르는 순간 마음이 옥죄어 들겠지만, 그 느낌을 받아들이고 인정하면 아픔은 곧 사라질 것이다. 하지만 거짓자아는 과거를 기억할 때마다 그 상처로부터 자신을 지켜야 한다는 잘못된 생각을 작동시킨다. 과거는 지났고 상처는 다 아물었다고 믿기 위해 헛되이 에너지를 소진한다. 이것이 사실이라면, 왜 나는 그 기억을 떠올릴 때마다 이렇게 괴로운가. 고통이 과거에서 비롯된 것이든 현재의 것이든 간에 지금, 여기의 나는 여전히 아프다.

 잘못을 바로잡으려면 자신에게 질문을 던져보라. "나는 이 상처를 잘 인식하고 있는가? 그것은 과거의 상처인가, 새로운 상처인가?" 자신에게 솔직하다면 당신은 그것이 해묵은 상처임을 알게 될 것이다. 과거의 상처가 당신의 발목을 잡고 있는 것이다. 상처의 연원을 알았다면 다음에는 이렇게 한번 물어보라. "그동안 과거의 상처를 기억할 때마다 내가 얻은 이익은 무엇인가?" 솔직히 도움이 된 경우는 한 번도 없었을 것이다. 지나간 상처를 되돌아보는 것이 살면서 같은 상처를 받지 않는 데 도움이 된다면, 당신은 지금 그것 때문에 괴로워하지 않을 것이며, 다른 사람의 비난에 예민하게 반응하지도 않을 것이다. 당신의 자아가 올바른 길로 가고 있다면, 마음에 쌓인 과거의 상처가 독소를 내뿜지 않을 것이다.

 이런 단순한 자각만으로 당신은 과거의 상처가 사는 데 어떤 식으로든 도움이 될 거라는 생각을 떨칠 수 있다. 교활한 거짓자아는 지난날에도 효과가 없던 방법을 계속 답습하도록 유혹하려고 여러 가지 전략을 동원한다. 그 장단에 맞춰 춤을 추는 대신 마음속에서 일어나고 있는 일을 조용히 지켜보라. 거짓자아의 전략에도 일견 수긍이 가는 부분이 있기 때문에 전체적인 계략을 알아차리기가 쉽지 않을 것이다. 과거라고 모두 어둡고 아픈 시간만 있었겠는가. 기쁨과 성공, 사랑과 충만함으로 행복했던 순간도 있기 마련이다. 거짓자아는 이런 긍정적인 경험을 들춰내면서 당신의 귀에다 이렇게 속삭인다. "봤지? 너는 지금까지 이렇게 잘 해왔어. 앞으로는 더 많은 것을 누리게 해줄게. 나만 믿고 따라오면 돼."

교활한 거짓자아는 과거의 상처에 행복했던 기억을 살짝 끼워 넣으며 당신에게 환상을 심어준다. "언젠가는 네가 원하는 완벽한 이미지를 만들 수 있어." 당신은 이런 꾐에 빠져 자신의 좋은 이미지에만 집중하고 나쁜 면은 외면한다. 그러나 아이러니컬하게도 이상적인 모습만 추구하다 보면 참자아에서 점점 멀어지게 된다. 이것이 거짓자아가 추구하는 시나리오다.

번드르르한 자기 이미지를 얻으려고 발버둥치는 대신 단순하고 순수한 우주의 속성을 따르라. 자신의 진정한 모습을 알면 존재하는 것만으로도 충분하다는 진리를 깨닫게 될 것이다. 무언가를 이루려 애쓰지 말라. 당신의 참모습은 곧 위대한 우주의 모습이다. 더 이상 무엇을 바라는가. 만물을 창조한 우주의 창조력이 내 안에 숨 쉬고 있다는 믿음, 담대하게 미지의 세계를 향해 발을 내딛는 용기, 거기에 강인한 의지까지 갖췄다면 당신은 필요한 모든 것을 가진 셈이다.

뿌리 깊은 나무 바람에 아니 뮐세

의식적인 자각에는 훈련과 인내가 필요하다. 열매가 익어야 떨어지듯이 충분한 시간을 필요로 한다. 그러나 자각이 깊어질수록 당신의 삶은 더욱 편안하게 흘러가고 기쁨과 행운으로 충만해질 것이다. 당신의 삶에 이러한 징후가 나타난다면 참자아와 연결되어 있다는 뜻이다.

잊지 말아야 할 점은, 거짓자아는 오랜 세월에 걸쳐 당신의 자아를 형성하는 데 주인노릇을 해왔다는 것이다. 거짓자아는 제2의 본성이 되어 당신 안에 깊숙이 뿌리내리고 있다. 사람들은 참자아를 찾은 후에도 과거의 습성을 완전히 떨치지 못하고 자아

실현을 꿈꾸며 훈련과 통제를 계속한다.

그렇다면 진정한 자아실현은 무엇인가. 진정으로 자아를 실현한 사람은 남의 칭찬을 구걸하지 않고, 비난과 경멸에 흔들리지 않으며, 누구에게도 우월감이나 열등감을 느끼지 않는다. 상황이나 환경, 사건, 인간관계에 흔들리지 않기 때문에 담대한 행동이 무엇인지 알고 있다. 이러한 자질은 거짓자아가 제공하는 물질적인 조건으로는 만들어지지 않는다. 참자아의 모든 속성은 거짓자아가 심혈을 기울여 조립해놓은 그럴듯한 자기 이미지와는 전혀 다른 차원이다. 다음 구절이 참자아와 거짓자아를 구별하고 이해하는 데 도움이 될 것이다.

풍요로움은 참이고, 궁핍함은 거짓이다.
선한 것은 참이고, 선하려는 노력은 거짓이다.
복종은 참이고, 애씀은 거짓이다.
지금 이 순간은 참이고, 과거는 거짓이다.
당신의 본모습은 참이고, 당신의 생각이 만든 모습은 거짓이다.

참자아에 초점을 맞추는 자기조회적인 삶은 현실을 똑바로 보거나 인정하도록 인도한다. 반면에 외부에 초점을 맞추는 삶은 현실에서 점점 멀어져 허상을 쫓도록 만든다. 안타깝게도 현대 사회는 이런 허상을 팔고자 온갖 판촉행사를 벌이고 있다. 만약 당신이 다른 사람의 눈치를 살피는 게 느껴지면 잠시 행동을 멈추고 상황에 의식을 집중하라. 그리고 자신에게 질문해보라. "너는 왜 그 사람보다 잘났는지 못났는지 그렇게 신경을 곤두세우니? 우리는 동등한 입장이야. 나에게 그 사람이 필요하듯이 그 사람에게도 내가 필요하지 않겠어?" 당신이 많은 시간과 노력을 들여 비위를 맞추려고 애쓰는 사람이 또 다른 사람의 비위를 맞추기 위해 노심초사할 거라는 사실에 주목하라. 이것은 서로에 대한 불안감에서 비롯된, 영원히 끝나지 않을 악무한惡無限의 고리다.

참자아로 회귀하면 이런 자기패배적인 악순환에서 벗어날 수 있다. 당신의 가치를 판단할 수 있는 존재는 오직 당신 자신뿐이며, 남이야 어떻게 생각하든 당신의 목표는 위대한 자신의 가치를 자기 안에서 발견하는 것이다. 이것이 실현된다면 당신에게는 영원한 자유가 주어질 것이다.

　오래 전 러시아의 한 피아니스트에 대한 글을 읽은 적이 있다. 경쟁자를 비롯한 모든 사람을 감동시킬만한 재능을 타고난 그는 대단한 노력파이기도 해서, 거의 모든 클래식 음악을 섭렵했다. 연주한 악보는 완벽하게 외웠고, 신의 경지라 할 만한 테크닉을 자랑했다. 아무리 어려운 곡도 그에게는 한낱 어린애 놀이에 지나지 않았다.
　이 위대한 피아니스트가 어느 날 친구 집을 방문했다. 그는 함께 한 누구에게도 칭찬과 존경을 바라지 않았고, 사람들의 관심을 끄는 일에도 전혀 무관심했다. 잠자리에 들 시간이 되자 그는 담요를 둘둘 말아 안더니, 거리낌 없이 거실 피아노 밑에 들어가 잠을 청했다.
　친구들이 과연 그를 어떻게 생각했을까. 그가 거들먹거리거나 잘난 척 했을 때보다 더 많은 박수와 존경을 보냈다. 이처럼 순전함과 순수함에는 본질적인 위대함이 담겨 있다. 당신은 굳이 존경받으려고 애쓸 필요가 없다. 당신이라는 존재가 이미 그것을 갖고 있기 때문이다. 당신의 참모습을 발견하는 것만이 본래 지닌 아름다움과 진실을 빛나게 하는 유일한 길이다.

나는 이렇게
진정한 자부심을 회복한다

1

　나는 어려운 상황이 닥쳐도 불평하지 않고 조용히 나를 관찰한다. 나는 압박감이나 걱정이 사라질 때까지 가만히 내면을 지켜본다. 나의 거짓자아는 진정한 참모습의 경직된 형태이기 때문에 몸의 긴장감과 위축을 유도한다. 증상은 주로 가슴과 심장, 위, 명치, 어깨, 목 부위에서 나타난다. 거짓자아가 상황을 해결하려고 노력할수록 나는 이들 부위에 불편을 느낀다. 그럴 경우 거짓자아가 어떤 감정을 만드는지를 의식하는 것만으로 충분하다. 거짓자아가 하는 일을 가만히 관찰하기만 하면 나에게서 떼어낼 수 있기 때문이다.

2

　나는 어떤 선택을 할 때마다 동기를 자문한다. 거짓자아의 동기는 언제나 힘과 지배, 미래에 대한 보장이나 갈채에 집착한다. 반면에 참자아는 언제나 사랑에 뿌리내리고 있다. 나는 늘 선택 동기에 사랑이 많은지 욕심이 많은지를 의식함으로써 참자아로 살아갈 것을 다짐한다.

3

　나는 밤마다 자기 전에 공정한 관찰자 입장에서 그날의 모든 사건을 관찰하고 정리한다. 나는 오 분 정도 시간을 투자해서 필름을 돌리듯이 하루 일과를 되돌려본다. 필름을 감상하는 동안 나는 거짓자아가 한 일은 무엇이며 참자아가 행한 일은 무엇인지를 확인한다.

셋

오염된 삶을 정화하라

The Ultimate *Happiness* Prescription

오염은 해로운 감정이나 습관, 인간관계,
독성물질이 쌓인 결과다. 또한 타인을 지나치게
통제한 결과물이기도 하다. 통제하려는 그릇된 삶의
방식에서 벗어나 본래의 마음을 회복하면
오염된 삶을 정화할 수 있다.

여호와의 산에 오를 자 누구며
그의 거룩한 곳에 설 자가 누구인가.
곧 손이 깨끗하며 마음이 정결한 자로다.
− 〈시편〉 24편

불행의 뿌리는 눈에 잘 보이지 않는
다. 특히 삶을 오염시키는 잘못된 통제 같은 경우 더욱 그렇다. 가장 강력한 통제는 마음 깊숙이 뿌리내리고 있다. 그것은 뇌가 생각하고, 느끼고, 자극에 반응하는 법을 배우는 유아기 때부터 시작된다. 아기가 걸음마를 배우는 시기가 되면 통제가 지배적인 특성으로 나타난다.

유아기는 우리 뇌에 평생 동안 지속될 프로그램이 입력되는 시기다. 결국 우리는 두세 살 때 배운 시나리오를 어른이 된 지금까지도 답습하고 있는 셈이다. 엄마 손을 잡고 거리를 걷는 아이를 상상해 보자. 커다란 막대사탕이 놓인 가게 앞을 지나는 아이는 과연 어떻게 행동할까. 대부분 엄마에게 어리광 섞인 말투로 사탕을 사달라고 이야기할 것이다. 이 전략이 실패하면 태도를 바꿔 십중팔구 떼를 쓰기 시작할 것이다. 아이는 칭얼대거나 울

먹이면서 한바탕 소란을 피운다. 그래도 엄마가 끄떡도 하지 않으면 입을 꾹 다물고 심통을 부린다. 아이는 기분을 풀어주려고 애쓰는 엄마를 외면한 채 고집을 꺾지 않는다. 이런 행동은 정중하게 부탁하거나 떼를 쓰는 것보다 훨씬 교묘한 전략이다.

완강한 고집도 실패하면 마지막으로 등장하는 시나리오는 동정심 유발이다. 나는 불쌍한 아이야. 막대사탕을 사줄 만큼 나를 사랑해주는 사람은 아무도 없어……. 풀죽은 아이의 모습에 마음이 약해진 엄마는 결국 백기투항하고, 아이는 마침내 엄마를 통제하는 방법을 터득한다. 이 순간 아이는 먹히는 전략을 발견했다며 속으로 쾌재를 부를 것이다.

통제하기를 통제하라

요구에서 동정까지 이르는 감정 사이클은 아주 단순하고 유치해 보이지만, 수많은 어른이 아직도 원하는 것을 얻어내는 가장 효과적인 전략으로 믿고 사용하는 방법이다. 그러나 이런 식의 통제가 지닌 문제점은, 다른 사람을 조종하는 것으로는 당신이 진

셋 ● 오염된 삶을 정화하라

정으로 원하는 사랑과 평화, 기쁨과 즐거움을 얻을 수 없다는 것이다. 통제는 행복에 대한 잘못된 프로그램이 입력되도록 뇌를 훈련하는 것에 불과하다. 타인에 대한 통제는 사실상 당신을 조종하는 것이다. 이대로라면 당신은 원하는 것을 얻기 위해 부탁하고, 떼쓰고, 고집부리고, 동정심을 일으키는 것 말고는 아무것도 할 줄 모르는 사람이 돼 버린다.

통제는 삶을 오염시키는 가장 교묘한 방식이다. 마음을 통제하려는 사고방식에서 벗어나지 않고는 결코 진정한 행복에 도달할 수 없다. 해로운 감정과 습관, 관계에 중독된 우리 몸을 해독하는 길은 다른 어딘가가 아닌 마음에서 찾아야 한다. 다음은 우리를 다양한 형태의 오염에서 벗어나게 만드는 일곱 단계 정화작용이다.

1단계 현재의 반응태도에 책임감을 느껴라.
2단계 내면의 감정을 관찰하라.
3단계 감정에 이름을 붙여라.
4단계 감정을 밖으로 표현하라.

5단계 감정을 다른 사람과 나누라.
6단계 특별한 의식儀式을 거쳐 유해한 감정을 방출하라.
7단계 해방감을 만끽하며 앞으로 나아가라.

이 방법은 부정적인 감정과 습관, 욕심, 인간관계 등 당신이 바꾸고 싶은 모든 것에 적용할 수 있다. 그 안에는 통제를 일삼던 당신의 습성이 깊숙이 배어있다. 이제 각 단계를 숙고하면서 통제하기를 통제할 방법을 모색해 보자.

- **책임감을 느껴라.** 먼저 자신을 비난하거나 질책하기를 중단하라. 현재의 불행에서 벗어나는 것은 과거에 시작된 통제습관을 바꿀 효과적인 방법을 찾는다는 뜻이다. 자기 반응에 책임을 느끼고 변하지 않으면 자기 삶을 남의 손에 맡기는 격이 된다. 이는 곧 당신이 행복해지기 위해 다른 사람을 변화시키겠다는 뜻이다. 얼마나 얼토당토않은 말인가. 내가 변하는 것도 어렵고 힘든데 다른 사람을 변화시켜서 나의 행복을 도모하겠다니.

● **내면의 감정을 관찰하라.** 통제는 같은 상황이 닥칠 때마다 같은 반응을 보이도록 당신을 훈련시킨다. 이런 습관적인 반응이 시작될 때마다 거기에 말려들 수밖에 없기 때문에, 당신은 항상 절망감을 느끼게 된다. 이럴 때 당신에게 필요한 것은 한 발 물러서서 자신을 관찰할 수 있는 공간이다. 관찰한다는 것은 감정에 이용당하는 게 아니라 감정에 동의한다는 뜻이다.

가장 바람직한 관찰 자세는 감정이 발생하는 신체 부위에 집중하는 것이다. 부정적인 감정은 산스크리트어로 차크라Chakra라고 하는 몸의 주요부위에 나타난다. 분노는 위, 신경과민은 배, 두려움은 심장, 절망감은 목, 성적 긴장감은 성기 주변에 주로 나타난다. 그러나 이에 대해서는 너무 세세하게 설명하지 않기로 한다. 사람들이 주로 느끼는 감정은 두려움과 분노다. 이런 감정을 느낄 때 그것이 '무엇을' 표현하느냐에 집착하지 말고 몸의 '어디에' 드러나는지에 주목하라. 감정을 느끼는 신체 부위를 확인함으로써 그 감정의 근원지인 내면의 목소리를 우회적으로 들을 수 있다.

- **감정에 이름을 붙여라.** 몸이 느끼는 감정이 무엇이든 그것을 확인하고 이름을 붙여라. 두려움, 분노, 절망감, 수치심, 죄의식, 질투 같은 간단한 단어로 그것을 표현하라. 다만 배반감, 실망감, 상처 같은 비판적인 단어나 다른 사람을 질책하는 어감을 지닌 단어는 사용을 삼가라.

  감정에 이름을 붙이는 것은 당신이 다루고 있는 감정을 확실히 인식하는 데 도움이 된다. 당신의 감정을 단순하고 분명하게 표현할 수 있기 때문에, 화가 났을 때 흔히 저지르기 쉬운 장황하고 복잡한 설명에 빠지지 않을 수 있다. 사실을 왜곡하는 이러한 변명은 과거에 주목하지만, 당신의 감정이나 기분은 지금 이 순간에 느끼는 것이라는 사실을 잊지 말라.

- **감정을 밖으로 표현하라.** 어떤 감정이라도 마음속에 꼭꼭 담아두면 썩기 마련이다. 감정을 밖으로 표출하는 것은 부패를 막고 몸과 마음을 정화한다. 누구를 얼마나 미워하고 증오하는지를 표현하라는 게 아니다. 어떤 감정이든 자기 입장에서 바라보는 게 당연하기 때문에, 우선 당신이 느끼는 감정을 솔직하게 글

로 적어보라는 말이다. 그런 다음 상대방의 입장에서도 그것을 표현해보라. 아마 전자보다 훨씬 힘들 것이다. 이번에는 제3자의 입장에서 바라본 당신의 감정을 적어보라. 〈뉴욕타임스〉에 게재할 기사를 작성한다는 기분으로 최대한 객관적으로 서술하라. 이렇게 세 가지 관점에서 감정을 표현하다 보면 치솟았던 분노나 갈등, 두려움이 서서히 에너지를 잃게 될 것이다. 당신은 이 과정을 거쳐 의식을 확장하는 것이다. 의식의 확장은 막혔던 에너지를 흐르게 하는 반면, 수축은 에너지를 침체시켜 곪아터지도록 만든다. 이 법칙을 터득하면 감정을 처리하는 데 매우 도움이 될 것이다. 사람들이 감정에 대처하는 처음 반응은 대개 자신의 입장으로 축소되기 때문이다.

● 감정을 다른 사람과 나누라. 당신에게만 집중되었던 좁은 시야를 확장했으면 이번에는 다른 사람이 참여하도록 허락하라. 믿을 만한 사람에게 당신의 감정을 털어놓으라. 당신이 그런 감정을 갖게 된 세세한 과정과 앞서 소개한 세 가지 입장을 모두 설명하라. 이때 당신의 입장만 주장하거나 사실을 왜곡하지 않

도록 유의하라. 당신의 목표는 듣는 사람의 정확한 판단이므로 최대한 사실을 있는 그대로 전달하라.

● **의식을 통해 감정을 방출하라.** 삶을 오염시키는 독소를 정화하는 당신만의 특별한 의식을 만들어라. 이로써 당신은 어떤 문화권에나 존재하는 초월적인 힘에 호소하는 것이다. 의식을 거치는 동안 당신은 그런 감정에 집착할 필요가 없다는 걸 깨닫고 해로운 감정의 노예에서 벗어나는 편이 낫다는 결론에 도달할 것이다.

나중까지 기억에 남을 수 있고, 당신에게 의미 있는 특별한 의식을 고안해보라. 분노를 적은 종이를 강물에 던지면서 당신의 짐을 동정녀 마리아에게 대신 맡길 수도 있고, 슬픔을 적은 종이를 조약돌에 감아 바다에 던지는 방법도 있다. 어떤 의식이든 "지금 이 순간부터 나는 자유다"라고 외치며 속이 후련해질 수 있으면 된다. 이런 의식은 혼자 할 수도 있지만 당신의 해방을 인정하고, 필요할 때마다 그것을 일깨워줄 증인 앞에서 하는 것도 효과적이다.

● 해방감을 만끽하며 앞으로 나아가라. 이제 기쁨과 감사로 당신의 해방을 축하할 시간이다. 지나간 과거와 새롭게 다가올 미래를 위해 축배를 들어라. 자신에게 축하 메시지를 보내는 것이므로 꼭 요란하고 떠들썩할 필요는 없다. 당신이 이제 자유롭고 행복할 충분한 자격을 얻었다는 걸 인정하는 절차인 만큼 그 소중함을 상징하는 것이면 충분하다. 자축연이 끝났으면 홀가분한 마음으로 앞을 향해 힘차게 발걸음을 내딛어라.

모두가 이 일곱 단계를 충실히 이행하기는 어려울 것이다. 그럴 때는 가능한 부분만이라도 실행에 옮기도록 노력하라. 당신을 통제하려는 거짓자아는 이렇게 속삭인다. "변할 필요 없어. 지금도 잘하고 있는데 왜 애써 힘든 길을 가려고 하니?" 그러나 당신의 기분이 우울하고, 불안하고, 의기소침하다면 이 말은 거짓이다. 아무리 달콤하더라도 그것은 당신을 행복에서 멀어지게 만드는 멸망의 속삭임이다.

일곱 단계는 미래를 헤쳐 나갈 새로운 행동방식을 터득하도록 당신을 인도한다. 너무 성급하게 서두르거나 단계를 건너뛰지 말라. 각 단계가 지닌 이점이 충분히 발휘되도록 천천히 실행하라. 이것은 현재를 새로운 행동방식으로 채워 과거의 잘못된 행동에서 벗어나게 만드는 유일한 방법이다. 한 단계 한 단계 꾸준히 실천하다 보면 언젠가 일곱 단계를 모두 거칠 필요가 없는 날이 올 것이다. 자신의 감정을 잘 인식하고 관찰하면서 발목을 붙잡는 해로운 에너지를 방출하는 기술에 익숙해지면, 당신은 저절로 자기상황을 여러 입장에서 바라보게 될 것이다. 그때까지는 내면을 정화하는 일곱 단계를 착실하게 훈련해야 한다.

끝없이 단순하라

일단 감정에 휘둘리지 않는 자유로움이 무언지 경험하면, 당신은 언제든지 삶을 정화할 수 있는 공간을 확보하는 셈이다. 그 경지에 이르면 당신은 단순한 삶을 원하게 된다. 행복은 단순한 것이기 때문이다. 당신은 이제까지 모든 영역에서 정도 이상의 것을 추구해왔다. 너무 많은 것을 가졌고, 지나치게 분주했고, 마음 가득 감정을 쌓아두었고, 결코 이룰 수 없는 목표로 어깨를 짓눌러왔다. 그러나 삶을 정화할 준비가 되었다면, 당신은 다음 방법을 이용해 구석구석 스며있는 삶의 거품을 걷어낼 수 있다.

1 주변을 단순하게 정리하라.
2 무언가를 샀으면 무언가를 버리라.
3 환경보호에 투자해서 자연의 선물이 당신에게 되돌아오게 하라.
4 이득이 되지 않더라도 좋은 일을 하라.
5 매사에 관대하라.
6 보이지 않는 곳에서 아낌없이 베풀라.
7 몸을 함부로 하지 말고 잘 돌보라.

우리의 삶은 지금도 복잡하고 갈수록 복잡해지거나, 지금도 단순하고 갈수록 단순해지거나 둘 중 하나다. 중요한 점은 전자에서 후자로 변해야 한다는 것이다. 통제는 처음 시작했던 모습대로 똑같이 되풀이된다. 따라서 대수롭지 않은 작은 일이라도 습관적인 통제에서 벗어나려고 노력하면, 뇌의 신경회로는 효과적으로 변모한다. 시간이 흐를수록 당신의 뇌가 점차 단순명료해진다는 뜻이다. A와 B 사이의 감정에서 혼란스러워하지 말고 뇌가 세상을 똑바로 바라볼 수 있도록 훈련하라. 앞서 말한 감정을 느끼는 일곱 단계는 무한한 가능성을 품고 있다. 그 가능성이 바로 통제받는 상태와 자연스런 상태의 차이다. 자연스러운 상태에 있다면 당신은 자신에게 무한한 잠재력을 부여할 수 있다.

우리를 오염시키는 모든 것은 결국 하나로 요약된다. 바로 우리의 참자아를 빼앗아가는 것이다. 참자아는 완벽한 선택의 자유 안에 살고 있다. 그것은 매일 무한한 가능성을 향해 뻗어나간다. 언젠가 모든 통제에서 완전히 벗어날 수 있을 때, 우리는 비로소 본래의 순전하고 순수한 모습으로 돌아갈 것이다.

나는 이렇게
오염된 삶을 정화한다

1

나는 부정적인 감정에 사로잡힐 때마다 정화의 일곱 단계를 실천한다. 이것은 다른 사람을 비난하지 않고 자신의 반응에 책임지는 데서부터 출발한다. 어떤 반응이라도 나를 불행하게 만드는 행동은 내가 바꿔야 할 내 몫이다. 나는 나를 불행하게 만드는 과거의 습관적인 통제에서 벗어남으로써 부정적인 행동을 바꿀 에너지를 얻는다. 이것이 삶의 독소를 정화하는 가장 효과적인 방법이다.

2

나는 몸속에 무언가를 들여보내기 전에 먼저 그것이 좋은지 나쁜지를 확인한다. 몸에 좋은 것이란 정갈한 음식을 비롯해서 순수한 감정, 치유효과를 지닌 모든 것이다. 나는 변화라는 미명 아래 몸과 마음에 억지로 무언가를 강요하지 않는다. 혹시 내가 해로운 무엇인가를 물질과 감정, 인간관계 등의 형태로 삶에 첨가할지라도, 그것에 맞서는 대신 근본적인 원인을 변화시키려고 노력한다. 그 원인은 감정의 통제다.

3

나는 삶을 단순하게 만들려고 노력한다. 삶의 한 부분이 복잡해지기 시작하면 나는 그것이 점점 더 복잡해질 거라는 사실을 안다. 내 목표는 어깨를 짓누르는 무거운 짐에서 자유로워지는 것이다. 목표를 이루면 가장 먼저 찾아오는 것은 영혼의 단순함이다. 그것은 외부여건과는 아무 관계가 없으며, 참자아를 동반하는 행복과 밀접하게 연결되어 있다.

넷

옳고 그름에서 벗어나라

The Ultimate *Happiness* Prescription

자신이 항상 옳다는 말은 다른 사람은 항상 틀리다는 뜻을
내포한다. 모든 관계는 시비를 가리면서 훼손되고
그 결과 세상은 갈등과 고통으로 가득하다. 옳다는 주장을
포기하는 것은 당신의 견해가 없어지는 게 아니라
당신의 견해를 방어할 필요가 없어지는 것이다.

소중한 것은 자랑하지 않으면
결코 잃어버리지 않는다.
-《도덕경》

자연의 흐름에 순응하는 자는
모든 것을 소중히 여긴다.
-《도덕경》

대부분의 사람은 자기 생각을 드러내고 싶은 욕망에 사로잡혀 있다. 모든 것을 옳고 그름으로 구분하고 거기에 매달려 산다. 그러나 "내가 옳다"라는 생각은 마음의 위안이 될지는 몰라도 진정한 행복을 가져다주지는 못한다. 내가 옳다는 말은 다른 사람은 틀렸다는 것을 의미하며, 이는 갈등과 대립을 초래할 뿐이다. 당신이 "잘못했다"라고 평가한 사람이 대오각성하여 잘못을 인정하고 사과해서 당신의 상처나 슬픔을 어루만져주는 일은 결코 일어나지 않는다. 그러나 당신에게 비판받은 사람은 반드시 당신과 멀어지게 된다.

세상에 절대적으로 옳은 답은 없다. 내가 옳다고 생각하는 것은 내 견해와 맞아떨어지는 것일 뿐이다. 내가 내 방식대로 세상을 보듯이, 당신도 당신의 방식대로 세상을 본다. 이러한 통찰은 우리가 유일무이한 독특한 존재라는 사실을 일깨우면서 무한한 자유를 안긴다. 더 나아가 천지를 창조한 조물주의 동역자 차원으로까지 우리를 끌어올린다. 의식이 확장되는 만큼 우리가 살아가는 필드인 현실도 확장되어 새로운 세계가 열리기 때문이다. 그 순간 잠재돼 있던 막대한 에너지가 발휘되기 시작한다.

그러나 당신이 옳다는 주장을 굽히지 않을 경우 정반대 일이 벌어진다. 당연히 당신에게 동조하지 않는 사람이 있을 것이며, 대립과 반목이 끊이지 않을 것이다. 서로의 주장이 과격해지고 사나워지면서 극단적인 경우에는 전쟁이 일어날 수도 있다. 비극은, 때때로 이 전쟁이 신의 이름으로 수행된다는 것이다.

기준을 거둬라

'객관적 타당성'이라는 말로 포장한 당신의 견해는 자신의 주장을 뒷받침하기 위해 거짓자아가 만들어낸 환상에 불과하다. 그러나 많은 사람이 이 환상을 지탱하고자 남을 비난하고, 거기서 맛보는 얄팍한 우월감으로 불안을 잠재운다. 잠시의 안도감을 얻기 위해 진정한 삶의 목표를 희생시키는 것이다. 슬픈 일이다.

그 목표야말로 우리에게 기쁨과 행복을 안겨주기 때문이다. 당신이 사랑이 아닌 비판의 시각으로 바라보는 세상이 바로 당신이 몸담고 살아가는 세상이라는 걸 잊지 말라. "세상은 당신을 비추는 거울"이라는 말은, 세상이 당신의 의견을 그대로 비친다는 뜻이다.

모든 갈등은 사람 수만큼이나 다양한 견해가 존재한다는 사실을 이해하지 못하는 데서 비롯된다. 우리 각각의 독특한 견해는 신이 내린 선물이다. 우리는 자신의 독특함을 발휘하면서 우주의 일부로 살아간다. 얼마나 감사하고 귀한 일인가. 그런데도 우리는 하잘것없는 자기주장에만 집착하고 있다.

보통 인간관계가 싹트는 과정은 이렇다. 당신은 자신과 뜻을 같이하는 사람과 관계를 맺기 시작한다. 두 사람의 친밀감은 점점 깊어진다. 이들은 서로의 존재로 인해 자신의 존재감을 확인한다. 그러다 어느 순간 상대가 당신이 전혀 동조할 수 없는 의견과 사고방식을 가졌다는 사실을 발견한다. 그때부터 서로 옳다고 으르렁대는 전쟁이 시작된다. 불행의 긴 터널로 들어서는 것이다.

두 사람의 친밀감이 깊은 만큼 의견차에서 느끼는 상처는 더 크다. 때로는 버림받은 기분이 들기도 한다. 사랑하는 사람과 나누던 황홀한 감정은 흔적 없이 사라진다. 이때 잠시 몸을 숨겼던 거짓자아가 다시 모습을 드러내면서 사랑이 흔들리기 시작한다. "내가 옳아. 내 방식만이 유일해. 나를 진짜 사랑한다면 네가 양보해야 해." 그렇다고 사랑이 완전히 끝난 것은 아니다. 서로 옳다는 주장이 두 사람 사이를 가로막고 있을 뿐이다. 두 사람은 사랑의 속성에 복종하는 대신 자기주장에 집착하며 팽팽히 맞선다. 거짓자아에게 복종은 패배와 치욕과 같다.

　만약 이 시나리오에 공감한다면, 옳다고 우기고 싶을 때마다 스스로에게 물어보라. "내 생각처럼 다른 사람의 견해도 타당하다는 사실을 인정하고 있는가?" 우리 모두가 똑같은 가치의 견해를 부여받았다는 사실을 떠올리면, 누가 옳고 그른지 굳이 평가하려는 시나리오에서 벗어날 수 있다. 갈등상황에 놓일 때마다 스스로에게 물어보라. "내가 정말 원하는 것은 무엇인가? 옳다고 인정받는 것인가 행복해지는 것인가?" 당신은 둘 간의 차이를 잘 알고 있다. 내 생각이 옳다는 주장을 포기하면 당신은 사랑과 교감을 회복할 수 있으며, 마침내는 화합을 이루게 될 것이다. 화합이라는 말을 보다 깊은 차원에서 해석하자면, 모든 사람이 하나의 의식, 사랑과 기쁨의 근원지를 공유하는 것이다.

이 같은 깨달음이 깊어질수록 당신은 점차 남을 비난할 필요를 느끼지 못할 것이다. 자기가 옳다고 주장하지 않을수록 당신의 마음은 평온해질 것이다. 세상에 대한 이해심은 보다 깊어질 것이며, 의식은 보다 확장될 것이다. 당신과 의견이 다른 사람과 공존하는 지혜도 얻게 될 것이다. 마음의 여유를 찾고 방어적인 태도를 버리면 규정, 낙인, 설명, 분석, 평가, 비판 등에 집착하지 않게 될 것이다. 이것은 모두 거짓자아의 방어부대로, 논쟁이나 전쟁상황에서는 활개를 치지만 평화를 가져오는 데에는 아무런 힘도 발휘하지 못한다.

자기 생각이 옳다고 주장하는 목소리가 작아지면 세상의 슬픔과 분노도 그만큼 줄어들 것이다. 이런 감정은 누군가를 옳지 않다고 몰아갈 때 파생되는 결과물이다. 그르다는 낙인은 희생양을 만든다. 희생양은 비난의 대상이 되어 혹독한 불의와 부당함에 시달리는 한편, 낙인을 스스로 내면화하며 상처를 키운다. "내 삶은 고단해. 나는 상처투성이의 불쌍한 영혼이야. 나에게 이런 아픔을 준 사람들을 증오해. 불평은 이미 내 삶의 일부가 되었어." 희생양을 자처하는 행위는 자기비난의 한 유형이다. 상처받았다는 핑계로 희생양 역할을 즐기면서 스스로에게 더 큰 상처를 입히는 것이다.

다른 사람을 원망하는 행위를 중단하라. 그것만으로도 분노와 적대감의 늪에 빠진 당신을 구원할 수 있다. 분노는 영혼으로 통하는 문을 닫아버린다. 분노하는 자신을 정당화하면 할수록 당신은 상처를 입힌 사람과 더 깊이 연결된다. 이런 연결고리가 당신의 발목을 붙잡아 영혼과의 거리를 점점 멀게 만든다. 심연을 들여다보지 말라. 그것은 해답을 주기보다는 더 깊은 심연으로 당신을 끌어들인다.

오늘날 세계 각지에서 벌어지는 비인도적인 행위를 마주할 때마다 사람들은 도의적인 분노를 터트리며 영성을 들먹인다. 그 심정에 전혀 공감 못하는 바는 아니지만, 도의적인 분노도 분노의 하나라는 사실만큼은 인식해야 한다. 의식은 모든 사람을 아우르는 열린 장이며, 따라서 어떤 종류의 분노와 원망, 적대감도 여기에 부정적인 영향을 미친다.

분노는 행동하지 않는 자의 변명이다. 세상의 불의에 맞서고자 발 벗고 나서는 사람은 분노로 에너지를 낭비하지 않는다. 그들은 똑똑하고 침착하며, 가치를 둔 일에 확고한 믿음을 보인다. 손댈 수 없는 과거와 바로잡을 수 있는 현재를 구별할 줄 안다.

분노를 합리화하고 싶을 때마다 "어떤 문제든 의식 차원에서는 해결되지 않는다"라는 아인슈타인의 말을 떠올리라. 의로움만으로는 아무것도 해결할 수 없다. 그것은 분노에 불을 붙이고 보다 깊은 반목을 초래할 뿐이다. 무엇보다 "문제가 해결되는 차원은 언제나 문제가 발생한 차원과 분리되어 있다"라는 아인슈타인의 법칙에 위배된다.

온 마음으로 복종하라

문제가 발생한 차원을 넘어서려면 자신의 모습을 정확히 볼 줄 알아야 한다. 많은 사람이 자기주장을 방어하는 자신의 모습을 모르는 채 살고 있다. 자기가 옳다고 주장하는 사람이 항상 분노와 원망에 사로잡혀 있는 건 아니지만, 한 가지 두드러진 공통점을 보인다. 바로 복종을 거부하는 것이다. 당신이 거짓자아의 지배를 받고 있다면 복종이 곧 패배라고 생각할 것이다. 이런 사고방식은 다음 같은 경우에 더욱 기승을 부린다.

- 당신이 간절히 바라던 것을 이루었을 때
- 다른 사람이 당신의 의사에 따른다고 할 때
- 자기통제가 이루어질 때
- 옳고 그름이 분명히 구분될 때
- 아무도 옳고 그름의 경계를 넘지 않을 때
- 어떤 조건을 내걸고 누군가를 사랑하고 사랑받을 때
- 당신에게 동의하는 사람이 당신에 대한 사랑을 나타낼 때
- 당신에게 복종하는 사람이 행복해 하고, 당신이 복종해야 할 사람이 불행해 보일 때

거짓자아를 만족시키는 이런 조건은 참자아를 대단히 불행하

게 만든다. 억압당하는 곳에는 기쁨이 없고, 통제당하는 곳에는 사랑이 부족하다. 옳고 그름을 따지는 곳에는 의식의 확장과 팽창이 이루어질 수 없다. 그러나 거짓자아의 목소리가 하도 달콤해서 많은 사람이 이런 방식으로 행복을 이루려고 애쓴다. 그들이 완벽하게 자기를 훈련하고 다른 사람을 통제할 수 있을지 모르지만, 그 과정에서 참자아는 희생당하고 만다.

참자아를 발견하려면 자신에게 복종해야 하며, 이를 위한 가장 효과적인 방법은 다른 사람에게 복종하는 것이다. 이것은 한 자아가 다른 자아에 굴복한다는 의미가 아니다. 굴복은 패배를 뜻하지만 복종은 자신의 참모습을 다른 사람과 나누는 것이다.

- 당신은 한계 없는 무한한 사랑을 원한다.
- 당신은 평안하기 원한다.
- 당신은 자신을 창의적으로 표현하기 원한다.
- 당신은 기쁨에 충만하기 원한다.
- 당신은 자유롭기 원한다.
- 당신이 가장 원하는 것은 온전한 평화 속에서 화합하는 것이다.

이런 간절한 염원을 다른 사람과 나누면 어떤 일이 생길까. 언제나 변함없이 운행되는 우주의 법칙이 적용될 것이다. 다시 말해, 세상은 당신의 의식을 그대로 반영할 것이다. 그것은 당신이 진정한 마음을 나눈 사람을 통해서 이루어진다. 우리가 흔히 사랑하는 사람에게 속삭이던 "나에게 당신은 세상의 전부야"라는 말이 실현되는 것이다.

사랑의 신비

하지만 이것은 복종의 초기단계에 불과하다. 서로 다른 두 사람이 언제나 같은 것을 원하는 건 불가능한 일이다. 각자 원하는 것이 다르듯 견해도 다르다. 진정한 복종은 생각에 그치지 않고 실행에 옮기는 것이다. 많은 사람이 타인과 깊은 영적 교류를 원하지만 돈이나 직장, 가족, 야망 등에 대한 서로 다른 생각에 가로막혀 실패하곤 한다. 물론 이런 욕망을 억제할 필요는 없다. 양쪽 다 만족시키지 못하는 타협안을 억지로 받아들일 필요도 없다. 자신을 만족시키지 못하면 다른 사람도 만족시킬 수 없다.

핵심은 다른 사람에게 복종하거나 서로에게 복종하는 게 아니라, 함께 가는 여정에 복종하는 것이다. 두 사람이 나누는 것은 바로 그 여정이다. 당신이 원하는 것이나 상대가 원하는 게 목표가 아니다. 개인적인 바람은 부차적인 문제다. 어디가 되었든 길이 인도하는 대로 묵묵히 따라가라. 그 여정을 함께 가려면 자기중심적인 태도를 버리고, 당신과 사랑하는 사람 사이에 존재하는 공간에 관심을 집중해야 한다. 그것은 자아와 영혼 사이의 간격이기도 하다. 거짓자아가 당신을 지배하려고 할 때마다 이 공동구역에 들어가서 다음 질문을 던져보라.

- 어떤 선택이 사랑을 키울까?
- 무엇이 우리 사이를 평화롭게 만들까?
- 나는 얼마나 의식이 깨어있을까?
- 나는 어떤 에너지를 만들고 있을까?
- 내 행동은 신뢰에 바탕을 두었을까, 불신에 바탕을 두었을까?
- 나는 상대가 느끼는 감정을 함께 느끼고 있을까?
- 나는 어떤 보상도 바라지 않고 무엇이든 아낌없이 줄 수 있을까?

간단히 대답할 수 없는 이 질문은 영혼을 일깨우는 심오한 화두다. 이것은 '나'와 '당신'을 초월하는 여정으로 우리를 이끈다. 당신이 누군가와 공유하는 공간은 거짓자아 너머로 눈을 돌리게 만든다. 처음에는 그 효과가 금방 나타나지 않으며, 통제하려는 이전의 습관이 간간이 고개를 내밀곤 한다. "원하는 것을 이루는 게 뭐가 잘못이야? 내가 왜 다른 사람을 배려해야 하지? 나는 좋은 것을 누릴 권리가 있어."

그러나 당신의 거짓자아가 보지 못하는 것은 모든 영적인 관계가 지니고 있는 소중한 무엇이다. 그것은 신비이며, 사랑은 이 신비에서 태어난다. 신비스런 힘은 거짓자아가 아무리 필요하고, 바라고, 애써도 얻을 수 없는, 기쁨과 평화가 넘치는 곳으로 당신을 이끈다. 당신이 그저 사랑하는 사람과 당신 사이에 존재하는 공간에 들어가는 것만으로도 신비한 힘을 향해 문을 여는 것이다. 두 사람이 사랑에 빠졌을 때 우리는 신비한 힘의 존재를 뚜렷이 발견할 수 있다. 그것은 사람을 눈 멀게 한다. 그 힘에 사로잡힌 사람은 서로 하나가 되고 온전해지는 기분을 느낀다. 온 세상이 사랑하는 사람 안에 존재하며 장밋빛으로 눈부시게 빛난다. 그러나 사랑의 감정이 시들해지면 장밋빛 세상도 빛을 잃는다. 당신은 처음에 경험했던 충만한 기쁨, 당신의 힘이 미치지 않는 곳에 존재하는 것 같지만 사실은 당신 안에 있는 즐거움을 되살리려고 혼신의 힘을 다한다.

이 단계에 들어서면 당신은 사랑의 힘에 복종하려 한다. 당신은 매일 스스로에게 묻는다. "사랑을 계속하려면 어떻게 해야지? 내게 보여줘. 언제든지 따를 준비가 되어 있어." 그 대답은 당신에게 경이로움을 안겨준다. 사랑은 문제를 풀고, 상처를 치유하고, 대립을 해소하고, 예상치 못했던 해결책을 제시한다. 지금 우리는 개인적인 사랑, 즉 한 사람의 마음속에 갇혀 있는 감정을 이야기하는 게 아니다. 개인을 넘어 모든 것을 볼 수 있고 이해할 수 있는 사랑에 대해 논하고 있다. 이런 사랑에 자신을 맡기면 늘 갈등을 일으키던 돈과 야망, 직장, 가정사에 대한 집착이 해결된다. 보이지 않는 힘이 대립을 와해시키면서 모든 것이 자연스럽게 조화를 이루는 것이다.

당신은 이런 상태를 경험하고자 굳이 애쓸 필요가 없다. 그저 자신이 열린 상태가 되도록 허락하기만 하면, 당신은 평상심을 유지하면서 올바른 충동에 기꺼이 따르게 된다. 이것이 소위 말하는 자발적인 삶이다. 자발적인 삶에 다다르면 무슨 일이든 순조롭게 풀리고, 원하는 것은 무엇이든 저절로 얻는다. 이 상태에 이른 사람은 지극히 적지만, 그렇다고 해서 전혀 불가능한 일은 아니다. 이것이야말로 삶의 가장 자연스런 모습이기 때문이다. 반면에 자신의 삶을 비난하거나, 옳다는 주장을 굽히지 않거나, 한계 정하기를 고집하면 신비한 힘은 당신을 비껴갈 것이다.

  신비한 힘과 조화를 이루는 삶에 이르기까지는 시간이 필요하다. 모든 세상사와 마찬가지로 복종은 한 걸음씩 나아가는 것이지 한 번에 도약할 수 있는 게 아니다. 그 여정은 비록 굴곡이 있더라도 꾸준히 전진할 것이며, 모든 걸음걸음은 사랑을 향할 것이다. 결국 우리가 인간관계를 맺는 이유는, 다른 사람의 눈을 들여다보며 두 사람을 축복한 사랑의 힘을 함께 인식하고 나누기 위해서다.

나는 이렇게
옳고 그름에서 벗어난다

1

나는 옳다고 주장할 때마다 그 사실을 의식하려고 노력한다. 그리고 그런 충동이 사라질 때까지 조용히 관찰한다. 스스로 이런 행동의 목격자가 되어 변화의 계기를 만든다. 이 같은 되새김은 옳다고 인정받는 것보다 행복을 원하는 내 삶의 목표에 도달하는 데 도움이 된다.

2

나는 모든 것을 옳고 그름, 선과 악으로 구별하려는 충동을 억누른다. 나는 비판과 비난 대신 조화로운 해결책을 제시하는 보다 넓은 의식세계 안에서 자유를 누린다. 내 행복은 다른 사람을 낙인찍는 소리가 들리지 않는 고요한 평화 속에 존재한다.

3

나 자신이 희생양처럼 보일 때마다, 나는 지금 보이는 세상을 창조한 사람이 바로 나라는 사실을 떠올린다. 나는 이렇게 되묻는다. "열린 의식의 장에서 세상을 창조하는 동안 나는 무엇을, 어떻게 만들어야 할까?" 이런 질문을 하는 것만으로 나는 희생양에서 창조자로 자리바꿈할 수 있다.

다섯

현재를 살아라

The Ultimate *Happiness* Prescription

현재라는 순간은 단 하나의 영원한 시간이다.
그것은 결코 사라지거나 잊히지 않는다.
현재의 행복은 결코 빼앗기지 않는 행복이며,
사고와 평가, 분석이라는 방식으로
고통을 안기는 시간의 덫을 벗어나게 해준다.

지금 이 순간보다 더 완벽한 것은 없다.
– 월트 휘트먼 '나의 노래' 중에서

"우리는 과거가 아니라 현재에 살고 있다"라는 평범한 말 속에는 깊은 영적 교훈이 담겨 있다. 마음에 어떤 생각이 일어나기 전까지, 우리는 어떤 시간에도 속하지 않은 초시간적인 상태에 머문다. 그러다 욕구든 과거의 추억이든 어떤 생각이 떠오르면 잠시 시간 속에 머물렀다가, 사라지는 순간 다시 무시간성의 상태로 회귀한다. 그곳에서는 행복해지기 위한 어떤 조건도 필요하지 않다. 단지 그곳에 머물러 있기만 하면 된다.

특정한 조건이 전제된 행복은 불행의 다른 모습이다. 그 조건이 유익한 인간관계, 즐거운 상황, 물질적 풍요, 그 밖의 무엇이든 당신을 떠날 수 있다. 당신의 행복은 외부조건이라는 모래 위에 지은 위태로운 성이다. 조건에 따라 흔들리지 않는 행복이 진정한 행복이며, 우리는 이것을 지복이라고 부른다. 지복은 결코 무너지지 않는 행복이다.

그러나 당신은 지복이라는 파랑새를 찾으려고 애쓸 필요가 없다. 일단 한 번 경험하기만 하면 더 이상 동경할 필요도 없다. 지복은 바로 지금, 이 순간에 존재하기 때문이다. 그렇다면 지금이란 무엇인가. 혹자는 '현재라는 순간에 대한 자각'으로 지금을 풀이한다. 꽤 정확한 설명이다. 분명히 말하건대, 지복은 과거를 기억하거나 미래를 기대하면서 찾을 수 있는 게 아니다. 지금이라는 순간은 시간의 범주에 속하지 않는다. 시간조차도 그것을 멈출 수 없기 때문에 시간을 초월하여 존재한다. 측정하려는 시도조차 비켜서는 지금은 낡거나 스러지지 않고 늘 새롭게 태어난다.

시간의 덫

시간은 놀라운 현상이지만 지극히 주관적인 것이기도 하다. 각각의 경험에 따라 시간은 다르게 흐른다. 다음 문장이 이 말뜻을 명확히 이해하는 데 도움이 될 것이다.

다섯 ● 현재를 살아라

- 나는 즐거운 시간을 보냈지만, 그 시간은 물거품처럼 사라져 버렸다.
- 나는 지겹고 따분했고, 시간은 더디게 흘렀다.
- 나는 마감시간에 쫓기고 있었고, 시간은 쏜살 같이 지났다.
- 나는 산의 웅대함에 넋이 나갔고, 시간이 정지한 것 같았다.

시간의 가장 큰 맹점은 바로 이 같은 주관성이다. 과거에 대한 후회든 미래에 대한 불안이든 당신은 '몸으로' 그것을 재해석한다. 다시 말해, 당신은 시간을 자기 식으로 소화하는 데 많은 시간을 낭비하고 있다. 모든 경험은 당신의 몸에서 이루어지는 신진대사를 거쳐 생리적인 시계에 영향을 미친다. 생리적인 노화와 그에 따른 노쇠, 고통과 불행 등 부가생산물은 시간의 신진대사에 불과하다. 여기에 간간이 되살아나는 과거의 상처가 고통을 더하면서 당신의 몸을 망가트린다. 물론 좋은 경험도 시간의 신진대사를 거치지만, 육체적 쇠락을 가져오지는 않는다.

예로부터 세상의 모든 지혜는 시간의 수수께끼를 풀고자 온 힘을 다해왔다. 어떤 조건도 필요 없는 진정한 행복인 지복은 오직 현재라는 순간에만 생겨나기 때문이다. 만일 당신의 삶이 시간의 덫에 걸려 있다면, 당신의 몸도 그 덫에 빠져 허덕일 것이다. 그러나 당신이 시간의 손아귀에서 헤어 나오면, 당신의 몸도 지복을 경험하며 놀랍도록 달라질 것이다. 하여 당신에게 옛 지혜가 도달한 시간에 대한 해결책을 소개하고자 한다.

옛 성현들은 시간을 의식의 흐름 또는 생각의 흐름으로 정의했다. 참자아는 의식 너머에 존재하며 오직 지금 발견할 수 있는데, 그것은 관찰자도 관찰대상도 아니다. 하지만 마음속에서 생각이 일자마자 관찰대상과 관찰자가 등장한다. 이로써 알 수 있는 것은, 모든 사람은 두 가지 상태에 속해있다는 사실이다. 첫 번째가 시간의 덫에서 벗어난 고요한 상태이자 희열이 발생하는 근원지라면, 두 번째는 경험으로 가득 찬 상대적인 상태로, 이때 우리 마음은 끊임없이 관찰대상을 찾는 관찰자 역할을 떠맡는다. 당신이 관심의 초점을 현재에 맞추면 전자의 상태, 즉 흔들리지 않는 행복의 근원지로 자신을 인도할 수 있다. 반면 끊임없이 변화하는 후자의 현실에 초점을 맞추는 순간, 당신의 마음은 시간의 덫에 걸리게 된다. 그리고 시간은 우리가 앞서 살펴본 여러 부정적인 효과를 당신에게 가져다준다.

　현재에 초점을 맞춘다는 말이 반드시 상대적인 현실을 포기한다는 뜻은 아니다. 이전과 같은 삶을 살되 단지 삶의 태도를 바꿀 뿐이다. 당신은 더 이상 달라지는 외부조건에 따라 울고 웃지 않는다. 행운과 불운의 파도는 깊은 내면의 참자아를 흔들지 못한다. 그러나 대부분의 사람은 끊임없이 변하는 시간의 흐름에 사로잡혀서, 자신이 현재라는 순간을 놓치고 있다는 걸 알지 못한다.

　모든 불행은 시간 안에 존재한다. 다시 말해, 그럴듯한 자기 이미지를 쫓아 참자아를 희생하는 순간 시간이 탄생한다. 우리는 앞서 그럴듯한 자기 이미지와 허상에 대해 살펴보았다. 사고의 흐름인 시간은 자기 이미지나 거짓자아를 내면을 평가하는 기준으로 삼는다. 이때 마음속에서 일어나는 일을 좀 더 가까이 들여다보면 무엇이 보일까.

- 당신은 끊임없이 모든 경험을 평가한다.
- 당신은 자신을 보다 우월하거나 열등한 것과 끊임없이 비교한다.

- 당신은 무언가를 거부하고 다른 것을 선택한다.
- 당신은 지속적으로 자기 이야기를 만든다.

이런 행위는 살아가는 데 아무 소용없는 것으로, 행복하거나 불행해질 이유를 쌓을 뿐이다. 자신을 다른 사람과 비교하지 말라. 자기 이야기를 만들고 그것이 다른 사람보다 나은지 어떤지를 판단하면, 당신은 지금 안에 존재하는 자연스러운 행복에서 점점 멀어질 것이다.

거짓자아를 만족시키려고 자기 이야기를 꾸며내지 말라. 거짓자아는 멜로드라마를 좋아하기 때문에 끝없이 이어지는 자기 이야기를 만드는 데 모든 경험을 이용한다. 그 이야기는 좋을 수도 나쁠 수도 있고, 따분할 수도 극적일 수도 있고, 자기중심적일 수도 비교적 공정할 수도 있다. 그러나 만일 아무 이야기도 없다면 어떨까. 당신의 삶은 보다 담백하고 자연스러워질 것이다. 거기에는 기를 쓰고 방어해야 할 자기 이미지도, 미래에 대한 두려움도 존재하지 않는다. 앞으로 어떤 삶이 펼쳐질지 불안하지 않다면, 당신은 어떤 경험이든 담대하게 받아들이고 흘려보낼 수

다섯 ● 현재를 살아라

있을 것이다. 진정한 자유와 희열은 이런 상태에서 비롯된다.

'지금'이라는 푯대

나는 "지금 여기 있는 것만으로 충분하다"라는 말을 무척 좋아한다. 그러나 많은 사람, 특히 계획과 성취로 가득 찬 삶을 쫓는 소위 '성공한 사람'들은 이 말에 매우 당황할 것이다. 그들에게 '여기에 머문다'라는 말은 수동적이고 무의미한 느낌을 주는 탓이다. 그러나 한번 생각해 보자. 하루 24시간을 수많은 목표와 실행으로 가득 채운다고 삶이 풍족해질까. 오히려 그 반대일 것이다. 그들은 끊임없이 무언가를 채우지 않으면 삶이 공허해질 거라는 두려움에서 벗어나려고 발버둥치고 있을 뿐이다.

언젠가 위대한 정신적 지도자가 깊은 슬픔에 빠진 사람과 이야기 나누는 걸 들은 적이 있다. 그 사람은 일자리와 전 재산을 잃을 위기에 처했다고 하소연하면서, 눈이 번쩍 뜨일 만한 해결책을 현자에게 기대하고 있었다. 그러나 그의 푸념을 조용히 듣던 현자는 이렇게 대답했다. "영혼은 부서지지 않습니다. 그것은 다시 회복됩니다."

 이 남자처럼 우리에게도 종종 두려움이 밀려온다. 그러나 목표를 좇아 쉴 새 없이 달리는 쳇바퀴에서 내려서야만, 화살처럼 빠르게 흐르는 시간을 멈춰야만 비로소 참자아와 만날 수 있다. 그 순간 당신은 바로 여기가 발을 딛고 설 든든한 바위라는 사실을 깨닫게 된다. 어떤 모습으로 존재하느냐는 존재의 질은 의식의 질에 영향을 미치며, 의식의 질은 삶의 질을 결정한다. 우리 존재는 모두 "존재하는 것은 그 자체로 충분한 가치가 있다"라는 진리에 뿌리내려야 한다.

 거짓자아는 당신을 변화무쌍한 세상에 동조하도록 부추긴다. 당신의 관심을 참자아에게서 돌려 다른 것으로 향하게 만든다. 당신이 에너지를 쏟고 있는 것을 꼽아보라. 가정, 가족, 직장, 돈, 재물, 지위, 종교, 정치 등 잡다한 세상사가 목록에 오를 것이다. 그러나 이 모든 것은 거짓자아가 만들어낸 허상이며, 시간이라는 복잡한 구조물 안에 둥지를 틀고 있다. 당신이 거짓자아라는 장벽을 허물면 시간이라는 장벽도 함께 무너진다.

다섯 ● 현재를 살아라

영원한 지금은 보이지 않고 드러나지도 않는 영적 세계와, 당신이 실제라고 믿고 있는 가시적 현실세계 사이에 자리한다. 우리의 의식은 두 세계를 아우르고 넘나들며 살고 있지만 이 사실을 아는 사람은 그리 많지 않다. 보이지 않고 드러나지 않은 세계가 우리의 본래 세계라는 것을 아는 사람은 더더욱 드물다. 가시적인 현실세계는 영적 세계의 그림자와 같다. 지금, 여기에 초점을 맞추는 행위는 그림자 너머의 실재, 우주의 삼라만상이 탄생하고 스러지는 초시간적인 무한한 세계를 향해 창문을 여는 것이다.

외부세계는 순간순간 달라진다. 다음 순간 나타나는 세계는 이전 세계와 다르다. 지속적인 변화는 그들의 원칙이다. 그 끊임없는 변형은 모든 형태의 과정에 적용된다. 삶의 여정도 예외가 아니다. 그러나 당신의 참자아는 거대한 변화의 흐름 속에서 고요하게 정지해 있는 하나의 점이다. 당신이 그 점에 깊이 침잠하면 혼란한 변화의 물결에 휩쓸리지 않을 수 있다.

당신은 상황에서 순간을 분리할 필요도 없다. 상황과 순간은 이미 별개이기 때문이다. 현재라는 순간을 에워싼 상황은 불쾌하고 고통스럽거나, 유쾌하고 즐거울 수 있다. 그러나 전자든 후자든 상황은 발생하고 사라지기를 반복한다. 그것은 곧 지나간다. 하지만 언제나 현재로 존재하는 지금은 영원히 머문다.

사람들은 흔히 삶은 고통이며 결코 피할 수 없다고 말한다. 그러나 어떤 고통은 그것이 우리의 생각이 만들어낸 이상 얼마든지 피할 수 있다. 직업 상 나는 극심한 만성통증 환자를 많이 만나는데, 그들 중 몇몇은 실제로 현재의 순간에서 상황을 분리하는 법을 터득하자마자 기적처럼 통증이 사라졌다. 시간을 초월함으로써 시간 안에서 태어난 고통에서 벗어난 것이다. 이 경험은 내게 어떤 극단적인 상황이라도 초월할 수 있다는 가르침을 주었다.

순간에 집중하기

상황을 초월하려면 새로운 형태의 의식을 갈고 닦아야 한다. 항상 현재 상태에 초점을 맞추고, 매순간에 온전히 집중해야 한다. 많은 사람이 현재 상태에 초점을 맞추기보다는, 자신의 경험을

다섯 ● 현재를 살아라

덧붙인 과거나 미래 상태로 현재를 재단한다. 과거나 미래가 그들의 집중력을 분산시킨다. 그러나 현재에 관심을 모으면 당신은 지금이라는 순간의 충만함에 흠뻑 젖을 수 있다.

현재에 관심을 집중하려면 어떻게 해야 할까. 가장 중요한 것은 마음챙김(mindfulness)이다. 그동안 당신의 마음은 현재의 순간과 관계없는 다른 것에 관심을 쏟아왔다. 이를테면,

- 당신의 마음은 산만해지거나 스트레스를 받는다.
- 당신의 마음은 백일몽에 잠기거나 환상에 빠진다.
- 당신의 마음은 걱정이 가득하다.
- 당신의 마음은 과거 기억을 되새긴다.
- 당신의 마음은 미래 계획을 세운다.
- 당신의 마음은 상황을 통제할 방법을 찾는다.
- 당신의 마음은 소중한 신념을 지킨다.
- 당신의 마음은 자기 이야기를 매번 비슷하게 되풀이한다.

이 모두가 마음챙김이 아니다. 마음챙김은 현재에 관심을 집중

하는 행위로, 특별한 훈련을 필요로 하지 않는다. 그보다는 더 이상 위에 적은 행동을 하지 않는 게 마음챙김에 이르는 훨씬 쉬운 길일 것이다. 현재에 주목하지 못하도록 방해하는 행위를 발견할 때마다 그 일을 중단하라. 거기에 대해 평가하거나, 분석하거나, 잘못을 비난하지 말라. 단지 무슨 일이 일어나는지 관찰하고 이를 중단하는 것만으로도 당신은 마음챙김 영역에 들어설 수 있다.

많은 사람이 마음의 휴식을 경험하지 못한 채 살아간다. 그들은 앞서든 예를 보면서 "그건 내 마음이 원하는 거야. 이게 바로 나라고!"라며 외칠지 모른다. 하지만 그들의 주장은 사실이 아니다. 마음이 활동하는 걸 돕기 위해 당신이 존재하는 게 아니라, 당신을 돕기 위해 마음이 존재한다. 마음이 보다 쉽게 당신을 돕게 하려면 변화무쌍한 물질세계가 아닌, 시간의 지배에서 벗어난 불변의 세계를 경험하도록 자신을 인도해야 한다.

어떤 사람은 호흡에 집중하거나 만트라 명상으로 잠시 마음의 평화를 경험하지만, 곧바로 이전의 분주한 마음으로 되돌아가곤

다섯 ● 현재를 살아라

한다. 이럴 때는 어떻게 해야 할까. 관심을 집중하는 단순 모드로 진입하라. 마음의 분주한 행위 말고도 우리가 관심을 집중해야 할 영역은 많다. 당신의 감정과 호흡, 몸의 감각을 비롯해서 주변 소리에 귀를 기울이는 방법도 있다. 이밖에 앉거나, 걷거나, 먹거나 하며 몸을 움직이는 행동도 마음챙김 대상이 될 수 있다.

중요한 것은 애써 노력하거나 고군분투하지 않는 것이다. 당신이 무엇에 관심을 기울이든, 그것이 당신을 현재의 순간으로 인도하여 '현존'의 경험을 일깨울 것이다. 이를테면, 당신은 거룩한 사람과 가까이하는 것만으로도 지극한 단순하게 거룩함을 경험할 것이다. 이는 '함께 존재함'에서 비롯된다. 존재한다는 것은 그 자체만으로 평온과 사랑, 기쁨, 안정 같은 감정을 누리기에 충분한 조건이다. 그러나 우리는 종종 이런 경험을 놓치곤 한다. 어떤 생각이나 감각이 떠오르자마자 그것을 평가하거나 분석하려고 무턱대고 덤빈다. 그럴 때마다 현재라는 순간은 사라지고, 그 자리는 잡다한 생각이 차지하게 된다.

현재에 존재하는 것과 현존을 경험하는 것은 같은 뜻이다. 둘 중 어느 쪽도 별다른 노력을 바라지 않는다. 우리는 존재하고자 어떤 노력도 할 수 없으며, 그저 존재할 뿐이다. 당신이 마음챙김을 익히면, '행복한 존재함'을 가능하게 하는 자질이 평생 당신과 함께 할 것이다. 당신은 마음이 산만해질 때마다 산만해졌다는 사실에 관심을 기울이는 것만으로 현재로 돌아올 수 있다. 마음챙김은 마음을 비우는 것과 무관하며 무언가를 점검하는 것도 아니다. 지나친 집중이나 긴장을 바라지도 않는다. 그것은 가장 편안하고 자연스런 상태로써, 당신의 본질보다 더 편안한 상태는 없다. 당신은 마음을 어지럽히는 행위를 관찰하고 그것을 떠나보내는 것만으로 간단하게 본질로 들어갈 수 있다.

"쉽게 오는 것은 쉽게 간다"라는 속담은 참으로 심오한 영적 의미를 갖는다. 오가는 것은 진정한 당신이 아니다. 진정한 당신은 시간의 덫을 넘어 존재하는 희열이다.

다섯 ● 현재를 살아라

나는 이렇게
현재를 산다

1

　나는 과거나 미래를 덧칠하지 않고 현재 상황을 있는 그대로 본다. 현재 상황은 나를 현재라는 순간으로 인도한다. 그것은 과거의 상처나 미래에 대한 불안감에서 벗어나 있다. 내 앞에 펼쳐진 현재 상황에 집중함으로써, 나는 마음가짐을 보다 편안하고 긍정적으로 바꾼다. 그것은 내 자신을 현재의 순간에 머물도록 허락한다. 이로써 나는 거룩한 현존의 충만함을 경험한다.

2

　나는 마음이 흐트러질 때마다 진정한 내 모습에 집중한다. 나의 참모습은 늘 분주한 마음의 움직임이 아니다. 마음이 쉴 새 없이 재잘거리는 이야기도 아니다. 과거의 기억이나 미래에 대한 환상도 아니다. 나는 언제나 지금, 또 영원히 존재하는 정지된 점이다. 마음속 정신없는 생각을 중단하면 나는 곧 다시 마음을 모아 고요하게 정지된 참자아로 돌아올 수 있다. 이제 나는 현재의 순간에 집중해서 그것이 품고 있는 충만함을 만끽한다.

3

  나는 현재 상황과 현재 순간을 분리한다. 모든 상황은 발생하고 스러진다. 모든 것은 변하지만 나는 그대로 남아 있다. 스트레스를 주는 상황이 계속되면 나는 조용한 곳에서 흐트러진 나를 다시 추스른다. 당장 그것이 불가능하면, 나는 상황이 허락하는 대로 실천할 것을 다짐한다. 이것이 바로 마음챙김을 실행하는 효과적인 방법이다. 마음챙김은, 삶의 최우선 목표는 진정한 나로 현재를 사는 것이라는 사실을 떠올리는 것이다. 그럴 때마다 나는 현존의 충만함을 만끽한다.

여섯
내면의 세상에 주목하라

The Ultimate *Happiness* Prescription

내부세계와 외부세계는 서로를 비추는 거울이다.

당신이 두려움에 떨면 세상은 온통 두려움으로 가득해진다.

당신이 사랑에 빠지면 세상은 온통 사랑으로 충만하다.

당신이 가장 깊은 내면의 참자아에 도달할 때

행복은 샘솟기 시작한다.

하나의 영혼에는 온 세상이 들어 있다.
영혼을 보고 배우는 방법을 알면,
세상으로 통하는 문을 보게 될 것이다.
그 열쇠는 당신의 손 안에 있다.
– 지두 크리슈나무르티

나는 경험을 가능하게 만드는 빛이다.
나는 모든 존재 안에 잠재되어 있는 실체다.
–《요가 바시슈타》

외부세계가 당신의 내면을 반영한다는 사실을 잊지 말라. 여기에는 아무런 선택권이 없다. 앞서 보았듯이, 당신은 동시에 두 영역에 발을 딛고 살아간다. 그 가운데 보이지 않고 드러나지 않는 영역이 우선이다. 드러나지 않은 깊은 차원에서 일어나는 모든 일은 사건, 상황, 도전, 위기, 기회 등의 모습을 띠고 반드시 외부세계로 표출된다. 당신의 일대기가 쓰이는 곳은 드러나지 않는 심연이다.

당신은 그 일대기가 행복과 기쁨, 사랑으로 가득하기를 바랄 것이다. 하지만 왜 우리 삶에서는 이것을 쉽사리 찾을 수 없는 걸까. 의식의 깊은 내면을 이해하지 않고는 행복과 기쁨, 사랑을 삶 속으로 끌어올리기가 쉽지 않다. 이를 가능하게 하는 것은 오직 다음과 같은 진리를 깨닫는 일뿐이다.

- 의식은 어디나 존재한다.
- 의식은 수축하고 팽창하는 데 한계가 없다.
- 현실은 의식수준에 따라 수축하거나 팽창한다.

그러나 우리는 이와 상반된 생각에 사로잡혀 있다. 의식은 뇌 안에만 있고, 사람마다 의식수준이 고정되어 있으며, 현실은 모든 사람에 똑같은 형태로 존재한다고 믿는다. 신기하게도 의식을 지닌 실체인 우주는 우리의 이런 생각을 그대로 반영한다. 따라서 당신의 내부세계와 외부세계를 통합하고자 한다면 사고체계를 반드시 혁신해야 한다.

  당신의 진정한 실체가 머무는 곳은 내부세계도 아니고 외부세계도 아니다. 엄밀히 말해 당신은 두 세계의 창조자다. 당신의 사고와 감각, 기억과 감정 등 모든 주관적인 경험이 만들어지는 근원지에서 그 주관적인 상태에 부합하는 외부상태가 만들어진다. 만약 주변상황이 마음에 들지 않더라도 그것을 바꾸려고 헛되이 애쓰지 말라. 이는 거울만 깨끗이 닦으면 자기 모습이 다르게 비칠 거라고 기대하는 것과 같다. 당신이 보고 있는 세계를 변화시키고자 한다면, 그것을 만드는 본바탕에 새 프로그램을 까는 수밖에 없다.

밖이 소란하거든 집 안을 쓸어라

모든 사물은 반드시 보고 만질 수 있어야 한다는 우리의 제한된 사고는 무한히 확장될 수 있는 의식을 좁은 뇌 안에 가둔다. 이는 의식을 축소하는 편협하고 경직된 생각이다. 우주에는 모든 사건을 기획하고, 다스리고, 창조하는, 시공을 초월한 기저상태가 존재한다. 당신의 머릿속에 어떤 생각이 떠오르거나 세상에 어떤 사건이 발생하기 이전에, 기저상태에 그 씨앗이 있다고 상상해보라. 그 씨앗은 자연의 극히 작은 변화부터 우리의 오감이 느낄 수 있을 만큼 커다란 변화까지, 모든 진동을 감지하고 그 파동에 반응한다. 첨단과학인 양자물리학도 여기에 전적으로 동의한다. 양자물리학은 보이지 않는 '그곳에' 존재하는 전자나 광자처럼, '이곳에' 출현하는 우리의 생각도 기저상태에서 왔다는 것을 인정한다. 다만, 세상의 지혜는 양자물리학과 달리 둘 사이를 연결시킨다는 점에서 차이가 있다. 양자물리학이 비활성물질에 우선적인 가치를 두는 데 반해, 세상의 지혜는 의식하는 것에 우선 가치를 둔다는 점도 중요한 차이다.

당신의 삶이 왠지 모르게 삐걱거린다고 느낄 때, 당신은 외부 환경이나 인간관계 중에 뭔가 잘못되었다고 생각한다. 그러나 이런 상황에서 생각을 긍정적으로 바꾸는 것만으로는 아무것도 달라지지 않는다. 상황을 최대한 좋게 받아들이려는 노력은 지극히 피상적인 해결책에 불과하다. 그것이 발생한 근원이 변하지 않았기 때문이다. 오히려 억지로 긍정적인 생각을 하려는 시도가 스트레스를 높이고 상황을 되레 악화시킬 수 있다. 진정한 해결책은 내부와 외부의 현실을 함께 바꾸는 것이다. 의식은 모든 곳에 침투해서 존재, 감정, 사고, 행동 등 근원적인 네 가지 차원의 변화를 창조한다.

어린아이만이 천국에 이를지니

의식의 가장 높은 단계는 순수함이다. 우리는 이것을 천진난만한 어린아이에게서 발견한다. 아이에게는 자연스러움과 경이로움, 즐거움, 쾌활함이 있다. 당신이 이런 수준의 의식을 지니면, 당신의 생각이나 행동은 자연스럽게 그 자질을 반영한다. 순수함은 우리가 이름붙일 수 있는 어떤 특성도 갖고 있지 않지만, 그렇다고 비어 있는 것도 아니다. 고요하게 정지된 상태에서만 우리는 물리학자들이 말하는 기저상태에 접근할 수 있다. 영국의 시인 윌리엄 블레이크는 이것을 '정돈된 순수함'이라고 표현했다. 순수함이 삶의 모든 것을 관장하는 힘을 지녔다는 뜻이다. 이런 순수함의 수준에 도달했다는 것은 무엇이든 창조할 능력을 갖추었다는 사실을 의미한다. 자연법칙은 우리가 '의도의 힘'을 발휘해 부를 때마다 언제든지 달려와 도움의 손길을 내민다.

의식은 개인의 정체성을 초월하기 때문에, 순수함의 차원에서 살아가는 삶은 보다 깊은 가치를 맛본다. 다음은 동양의 지혜가 인간 존재와 가장 조화를 이루는 덕목으로 꼽은 네 가지 가치다. 모두가 최고 수준의 감정으로 이루어져 있다.

1 사랑이 담긴 친절함

2 동정심

3 다른 사람의 성공을 기뻐하는 마음

4 침착함, 평화로움

우리는 모두 이런 자질을 갖기를 진심으로 바란다. 그러나 이것은 한 인간이 최고 수준의 사고를 이룰 때야 비로소 도달할 수 있는 감정이다. 고차원적인 사고는 감정의 바탕 위에서 완성된다. 당신은 마음속으로 온갖 자비롭고, 친절하고, 평화로운 생각을 떠올리지만, 실제 모습은 아직 거기에 다다르지 못했다. 그런 생각이 충분히 무르익지 않았기 때문에 외부세계에는 여전히 삭막한 모습만이 반영된다. 그러나 당신의 사고가 깊은 심연에서 솟아난 순수한 감정과 결합할 때, 그 결과물로서 세상을 향한 당신의 행동은 충만함으로 가득할 것이다.

사람들은 종종 인생이 불공평하다고 투덜댄다. 이 말인즉슨 희망, 소원, 기대, 야망, 목표 등 내면의 사건과 외부세계의 반응이 일치하지 않는다는 뜻이다. 현대사회를 사는 우리는 끊임없이 목표를 향해 내달려야 한다는 생각에 사로잡혀 있다. 그러나 얼마나 많은 사람이 자신의 꿈을 이루지 못하고 중도에 주저앉고 마는가. 이러한 실패는 존재와 감정이라는 내부세계와 사고와 행동이라는 외부세계를 잇는 연결고리가 파괴되었다는 걸 의미한다.

이 연결고리를 고치는 건 어렵지 않다. 다만, 모든 것을 올바른 방향으로 바로잡을 때에만 비로소 가능하다. 순수함은 최고 수준의 감정을 만들고, 최고 수준의 감정은 최고의 생각과 행동을 낳는다. 이것이 삭막한 세상에서 사랑이 넘치는 인간으로 살아갈 수 있는 비결이다. 그렇다고 사랑스러운 사람이 되려고 노력하거나 사랑이 부족한 사람에게 등 돌릴 필요는 없다. 본래의 순수한 모습을 회복하면 자연스럽게 사랑이 넘칠 것이고, 내부와 외부세계는 저절로 당신의 상태를 반영할 것이다.

하나의 근원지에서 시작되어 각 영역으로 흘러가는 실체의 흐름은 모든 영역에 급격한 변화를 창조한다. 당신의 생각을 잘 관찰해보라. 대부분의 시간 동안 잡념에 사로잡혀 현재 순간에 집중하지 못할 것이다. 염려하고, 안달복달하고, 끝없이 계획을 세우고, 환상에 젖는 현상은 순수함에서 분리될 때 나타나는 부작용이다. 최고 수준의 사고란 근원지에서 끊임없이 흘러나오는 창의력의 흐름이며, 기쁨과 동정심이라는 감정과 함께한다.

사고의 최종결과물은 행동이다. 어느 누구도 갈등, 스트레스, 불안, 우유부단, 의심에서 벗어난 행동이 무엇이라고 명확하게 제시할 수는 없다. 그러나 이것이 올바른 행동을 방해하는 정신적 장애물이라는 것만큼은 알고 있다. 최고 수준의 행동의 의미는 명확하다. 그것은 개체를 초월하는 차원에서 행해진다. 개인적인 차원을 넘어 당신의 가족부터 온 세상까지, 주변의 모든 것에 유익함을 건넨다. 만약 당신이 인류에 도움이 되는 존재이고자 한다면, 가장 확실한 방법은 순수함에 뿌리내린 행동을 하는 것이다.

내면으로의 잠영

의식의 메커니즘이 추상적이거나 이론적인 것만은 아니다. 당신은 일상생활에서 이것을 체험할 수 있다. 당신이 행복하지 않다고 느낄 때, 당신의 내부와 외부세계는 이미 혼란에 빠져 있다.

당신이 참자아와 단절되어 있다는 신호다. 이때 당신의 생각이나 상황을 조종하려고 에너지를 낭비하기보다, 한 발 물러서서 마음을 가다듬고 참자아와 재접속을 시도해보라. 당신은 이미 앞에서 마음을 집중하는 법을 배웠다. 거기에는 상황에만 몰두해 있는 당신의 관심을 참자아로 옮기는 것도 포함된다. 물론 참자아와의 접속이 모든 나쁜 상황을 치료하는 만병통치약은 아니다. 그러나 마음챙김이 부족해지는 원인은 그 자체로 우리에게 많은 것을 일러준다.

- 마음챙김이 피상적인 차원에서 이루어지면 효과가 약하다. 당신의 마음은 반드시 깊은 심연에까지 도달해야 한다.
- 내면의 저항, 과거의 상처, 완고한 사고방식은 의식의 흐름을 방해한다. 의식의 흐름이 원활하지 못하면 그 힘이 약해진다.

모든 영적 수행의 여정은 두 가지로 이루어진다. 장애물을 치우는 것과 깊은 내면의 의식에 도달하는 것이다. 그 과정에서 당신은 참자아와의 연결고리를 굳히고 거짓자아의 저항을 없애야 한다. 여정의 첫 발을 내딛을 때부터 자신의 자리가 관찰자라는 사실을 마음에 새겨야 한다. 그러면 당신은 안정되고, 영민하고, 유연해져서 최고 수준의 행동을 할 준비를 갖출 것이다. 관찰자가 되는 건 복잡한 일이 아니다. 그저 '중단' 시키기만 잘하면 된다.

다른 많은 사람처럼 당신도 관찰이 어렵게 느껴진다면, 자신과 함께 가만히 있는 일에 익숙하지 않기 때문이다. 이럴 경우 호흡을 관찰해보라. 조절하겠다는 어떤 의도도 버리고 그저 조용히 호흡에만 주목하라. 조금씩 호흡이 느려지는 걸 느낄 것이다. 호흡은 우리 몸을 이끄는 견인차로, 의식의 움직임을 비추는 섬세한 신체적 반응이다. 호흡에는 마음속 감정이나 반응이 그대로 드러난다. 숨을 들이쉬고 내쉬기를 가만히 관찰하다 보면, 당신은 마음이 차분해지고 집중되는 걸 느끼게 된다. 어수선하던 생각이 안정되고 외부 스트레스에 대한 두려움이 사라질 것이다. 이 상태에 이르면 당신의 파동은 내면의 자아가 보내는 파동과 같아진다.

일단 진정한 평온이 무언지를 경험하면 당신은 최고 수준의 감정에 가까워질 수 있다. 최고 수준의 감정은 사랑의 경험을 떠올리는 것으로 성취된다. 사랑에 빠졌을 때를 회상하면서 사랑을 주고받을 때의 마음에 집중하라. 이 감정에 확실히 접속하면 내면의 의식에게 인도해줄 것을 요청하라. 아마 창의적인 통찰력과 깊은 이해심을 보내줄 것이다.

내면의 의식에 가 닿는 일은 흔히 우연이나 예기치 않던 사건의 형태로 증명된다. 사람들이 참자아와의 만남을 신비롭고 심오한 현상으로 이해하는 이유다. 그러나 이는 우리가 보상, 야망, 불안, 자만 등 거짓자아의 잘못된 인도에 따르는 일에 너무 익숙해졌기 때문에 벌어지는 현상으로, 참자아가 거짓자아의 통제가 잠시 느슨해진 틈을 타 우리에게 자신의 존재를 일깨운 것이다. 이처럼 깊은 내면의 의식은 어떤 경로로든 끊임없이 우리에게 메시지를 보내고 있다.

이제 당신은 어떤 상황에서든 행동의 결과가 모든 사람에게 이로워야 한다는 사실을 배웠다. 당신은 최고 수준의 행동을 할 자질을 갖추었다. 그 유익함은 확실할 수도, 미미할 수도 있고, 즉

시 나타날 수도, 시간이 걸릴 수도 있다. 상황을 통제하고 조종해서 모든 사람을 행복에서 멀어지게 만드는 건 당신의 길이 아니다. 당신의 의무는 의식을 확장하여 당신의 존재, 감정, 사고, 행동을 최고 수준으로 끌어올리는 것이다. 신약성서 〈요한복음〉은 "너희는 세상에 속하였으되 세상에 속한 자가 아니다"라는 수수께끼 같은 말로 이를 표현한다.

  그러나 이제 우리는 이 구절의 뜻을 분명히 이해할 수 있다. 당신은 사람, 환경, 상황과 그로 인한 스트레스 같은 주변 상황을 자신과 직접 연결시키지 않을 수 있다. 당신은 여전히 세상 안에서 살아가지만 그 근원지인 깊은 심연에 뿌리를 내린다. 내면의 참자아로 살아가는 삶은 내부와 외부세계를 통합한다. 참자아는 두 세계를 초월하며, 당신의 사고에 우주의 능력을 부여한다.

나는 이렇게
내면의 세상에 주목한다

1

나는 존재의 근원지로 들어가는 법을 배운다. 지금 나는 마음을 집중하고 명상에 잠겨서 진정한 나와 새롭게 접속한다. 오직 순수함을 경험하는 것만이 내가 느끼고, 생각하고, 행하는 모든 것에 튼튼한 발판을 마련할 수 있다.

2

나는 지금의 경험이 아무리 불편하고 불쾌하더라도 최고의 의식으로 그것을 대한다. 나는 진정한 나와 접속하고, 내 안에서 사랑이라는 최고의 감정을 발견하고, 내면의 의식에게 내 행동을 올바로 인도하도록 부탁한다.

3

나는 어떤 사람이나 상황에 분노하거나 대적할 때마다 실상은 내 자신과 싸우고 있다는 사실을 깨닫는다. 무언가에 저항한다는 것은 과거의 상처가 만든 반응이다. 이런 분노를 그만둘 때 비로소 나는 자신을 치유하고 우주의 흐름에 순응하게 된다.

일곱
항상 깨달음을 추구하라

The Ultimate *Happiness* Prescription

깨달음은 의식이 가장 깨어있는 상태이자
당신이 태어난 근원지다. 당신의 고향은
사랑과 평화, 기쁨이 넘치는 곳이다.
그곳에 돌아가면 당신은 조물주와 하나가 되는
경험을 하게 될 것이다.

나는 당신의 눈을 들여다볼 때마다
그 안에 우주가 있음을 발견한다.
우주는 태어났지만 아직 탄생되지 않은 상태다.
— 루미

인간은 신이 되라고 명령받은 피조물이다.
— 성 바질

충만해지는 것은 일상적인 경험을 넘어서는 것이다. 인간의 보다 깊은 내면은 언제나 황홀경과 쾌감, 기쁨, 평화, 사랑을 갈망한다. 약물과 알코올 중독자가 나날이 느는 현 세태는 우리 사회가 얼마나 황홀경에 굶주리고 쾌락을 갈망하는지 보여준다. 모든 행복은 우리에게 순간적인 포만감만을 허락하며, 지나는 순간 깊은 공복감을 남긴다. 행복은 보다 큰 충만감에 도달하고자 하는 여정의 출발점이다.

많은 사람이 절정경험이라고 하는 최고의 행복감을 겪는다. 자연과 춤, 음악, 놀이에 푹 빠지거나 뜨거운 사랑을 나눌 때 주로 나타나는 현상인 절정경험은, 행복의 강도보다는 의미에 따라 좌우된다. 절정경험에 빠진 사람은 현실이 보다 광활하고, 자유롭고, 넓어진 듯한 기분을 느낀다. 한 번 이 경지를 맛본 사람은 또다시 빠져들기를 갈구하지만, 대부분의 시도가 실망감만을 안긴다. 고등한 깨달음의 순간을 경험하는 것과 고등한 깨달음을 달성하는 것은 다르기 때문이다. 우리에게 필요한 것은 첫 경험에서 얻은 가능성을 발판으로 변화를 추구해 가는 여정이다.

전통적인 지혜는 황홀경을 찾는 여정을 매우 당연하게 여겼다. 황홀경은 우리 에너지가 존재하는 본래의 모습이다. 황홀경을 되찾는 것은 고향으로 내려가 영원한 안식처로 삼는 일과 같다. 이 고향에는 구원, 구속救贖, 초월, 깨달음 등 여러 이름이 붙어 있다. 그곳에 이르는 길은 세상에 존재하는 모든 종교와 영적 지도자 수만큼이나 많지만 결국에는 하나의 진리로 집결된다. 즉, 인간의 영혼은 황홀경이 지속되는 본향으로 돌아가기를 갈망한다. 그곳에서는 신의 신비로운 힘과 하나됨을 경험할 수 있다.

그런데 인간의 의식이 신의 의식과 하나로 결합될 정도로 확장하는 일이 과연 가능할까. 세상의 지혜는 그렇다고 대답하지만, 평범한 사람이 이를 확인하려면 직접 경험하는 수밖에 없다. 삶의 결정은 필수적이다. 강렬한 행복의 섬광, 순간적인 황홀경은 어느 날 문득, 자연발생적으로 찾아온다. 갑자기 어두운 구름이

일곱 ● 항상 깨달음을 추구하라

걷히고 밝은 햇살이 비추는 것이다. 반면 깨달음을 추구하는 것은 당신이 자유의지로 변화를 이끄는 일이다. 단순한 행복감을 추구하는 대신 보다 깊은 행복인 지복을 탐구하는 것이다. 문제는 사람들이 깨달음에 따른 변화를 극단적이고, 생소하고, 두려운 것으로 받아들인다는 점이다. 충분히 이해할만하다. 깨달음에 대한 전통적인 지혜가 쇠락하고 그 자리를 잘못된 믿음이 차지하고 있는 오늘날, 깨달음은 포기, 희생, 궁핍, 격리라는 단어와 동일시되고 있다.

그러나 생각해보라. 어떻게 희생을 통해 진정한 자아를 발견할 수 있겠는가. 당신의 거짓자아는 '눈앞에 보이는 모습 이외에 다른 자아는 없다'라는 생각을 심어주면서 위와 같은 오해를 이용해 당신을 조종하려 든다. 이런 상황 속에서 진실을 발견하는 것은 당신의 몫이다. 마음을 집중하면 당신의 내면이나 주변에서 일어나는 일을 관찰할 수 있다. 관찰자는 거짓자아가 무엇을 숨기려고 애쓰는지 알아챌 수 있으며, 내면의 간절한 바람이 이루어지지 않으면 일상이 결코 충만할 수 없다는 사실을 깨닫게 된다.

노을이 물드는 곳

우리는 여섯 번째 열쇠에서, 필요한 변화를 추구하는 여러 방법을 탐구했다. 이번에는 시야를 보다 넓혀보자. 당신은 간단한 훈련만으로 한줄기 깨달음을 얻을 수 있다.

조용히 눈을 감고 드넓은 수평선 너머 펼쳐지는 아름다운 노을을 상상해보라. 가능한 한 그 색깔까지 생생하게 느껴보라. 바다로 떨어지는 순간 더욱 빛을 발하는 태양의 찬란한 반짝임도 놓치지 말라. 이제 눈을 떠라. 당신은 노을을 보았지만, 당신의 뇌 안에는 그 장면이 존재하지 않는다. 당신의 뇌에는 신경회로를 따라 흐르는 전기화학 반응만 있을 뿐, 눈으로 보았던 이미지는 흔적조차 찾을 수 없다. 뇌의 시각피질 안에는 미미한 빛조차 남지 않았다. 그러나 눈을 감고 노을을 상상하는 순간, 당신 앞에는 전기화학 반응 대신 붉은 태양빛이 찬란하게 펼쳐진다.

당신이 본 노을은 어디에서 오는 것인가. 바로 의식이다. 당신이 오감으로 느낀 장미꽃 향기, 아기 울음소리, 벨벳의 촉감, 열정적으로 키스했던 입술의 감촉을 상상할 때도 마찬가지다. 당신의 뇌에는 어떤 장면, 어떤 소리, 어떤 맛, 어떤 냄새도 존재하지 않는다. 오직 어두운 침묵 속에서 희미한 전파와 화학반응만 있을 뿐이다. 당신의 모든 감각은 의식 속에 저장되어 있다.

이제 이 깨달음을 몸 전체로 확장해보자. 당신은 자신의 몸을 팔다리 무게, 들숨과 날숨, 규칙적인 심장박동 같은 일련의 감각으로 경험한다. 그러나 이런 감각은 뇌에서 발견할 수 없는 것이다. 심지어 CT 촬영이나 MRI 검사로도 찾을 수 없다. 첨단장비에는 그저 전기화학 반응만 기록될 뿐이다. 당신의 몸도 의식 속에 존재하기 때문에 다른 곳에서는 그것을 경험할 수 없다.

주변 세상을 돌아보라. 모든 사물의 색깔과 소리, 맛, 냄새가 실제로 존재하는 것처럼 느껴질 것이다. 그러나 세상이 실제로 존재하는 곳은 어딜까. 햇볕을 쬐고 있는 돌멩이를 주워들었을 때, 당신의 과거 경험은 이렇게 말할 것이다. "돌멩이가 묵직하고 따뜻해. 이것은 실제로 존재하는 거야." 하지만 돌멩이처럼 무겁고 따뜻한 당신의 몸은 오직 의식 안에만 존재한다. 돌멩이도 마찬가지다. 우주의 삼라만상을 비롯하여 당신이 경험할 수 있는 모든 것은 당신의 의식 안에서만 존재한다. 의식은 당신이 태어난 고향이다. 만약 그곳으로 돌아가고 싶다면 의식이 머무는 장소를 찾아야 한다.

　이제 궁극적인 질문을 던져보자. 당신은 어디에 있는가. 인간의 뇌에서 세상을 발견할 수 없다면 당신의 뇌에도 세상은 없다. 어떤 첨단장비도 당신이 자신을 경험하는 순간 뇌의 한부분이 반짝이는 걸 발견하지 못했다. 하지만 당신은 자아가 존재한다는 사실을 알고 있다. 자아를 찾으려면 뇌를 넘어선 장소, 더 나아가 시간과 공간을 넘어선 장소를 생각해야 한다. 순수한 의식인 당신은 시간이나 공간에 머물지 않는다. 텔레비전 작동원리를 생각해 보자. 당신은 텔레비전을 보기 위해 거실에 스크린을 설치한다. 스크린 속 화면은 송신기가 보내는 신호로 인해 존재하며, 그 신호는 수신기가 있는 모든 곳에 다다른다. 신기해 보이지만 당신도 마찬가지다. 당신의 몸은 시간과 공간 안에 머물지만, 당신의 의식은 모든 곳에 편재한다. 당신의 뇌가 반짝거리는 유일한 순간은 의식이 자극할 때뿐이다.
　수평선 위에 펼쳐진 노을을 상상하는 간단한 훈련을 시작으로 우리는 이제 놀라운 진리에 도달했다. 당신은 단순한 관찰만으로 세상을 통합할 수 있다. 관찰을 통해 우리는 어지럽게 떠다니는 광자光子를 보고, 듣고, 만지고, 맛보고, 냄새 맡을 수 있는 모든 사물로 변형시킬 수 있다. 이 과정에서 당신은 어떤 노력도 할 필요가 없다. 그저 한줌의 의도면 충분하다. 당신이 노을을 보고자 한다면 언제든지 볼 수 있다. 이때 뇌에게 어떤 전기화학 반응을 통해, 어떻게 이미지를 만들지 지시할 필요는 없다. 길을 걷고 싶을 때 근육에게 어떻게 움직일지, 심장에게 근육에 어떻게 피를 보낼지 일일이 지시할 필요가 없는 것처럼 말이다. 마음으로 작정하기만 하면 모든 적절한 접속은 저절로 이루어진다.

　당신의 의식이 세상을 통합하는 일은 매우 신비한 차원, 즉 조물주로 알려진 창조의 근원지에서 이루어진다. 당신과 조물주는 함께 현실을 창조하며, 둘 중 누구도 이를 위해 힘써 노력하지 않는다. 깨달음을 얻었다는 것은 이 단순한 사실에 주파수를 맞추었다는 의미다. 창조의 동역자로서 당신의 역할은 단지 존재하는 것으로 충분하다. 이런 깨달음을 얻으면 당신은 아등바등할 필요가 없어진다. 모든 스트레스와 긴장감, 걱정, 불안, 의심이 사라지고 무한한 희열이 서서히 모습을 드러내기 시작한다.

순간 속에서 영원을 보라

당신은 이제 진정한 삶의 목표와 그곳으로 가는 길을 알게 되었다. 그런데 당신이 그 길을 올바로 걷고 있다는 걸 어떻게 알 수 있을까. 다음 지표를 보면서 매일 자신을 점검해보라.

1. 당신의 삶은 물 흐르듯 자연스럽게 흘러간다.
2. 사랑이 당신의 삶을 이끄는 동기요인이 된다.
3. 당신은 창의력과 상상력의 숨은 근원지를 발견하게 된다.
4. 당신은 보다 높은 차원의 인도를 받게 된다.
5. 당신의 선택은 자신과 모든 주변 사람에게 유익함을 안긴다.

우리는 이 세부지표를 한 문장으로 만들 수 있다. "어디에 있든지, 무엇을 하든지, 당신은 지금 행복한 경험을 팽창시키고 있는가?"

어린 시절 인도에서 영성에 관한 간단한 가르침을 배운 적이 있다. 그 가운데 "깨달음은 엄마 품으로 달려가는 것"이라는 말이 있었다. 어린아이가 잘 이해할 수 있는 적절한 비유였다. 어른이 된 지금도 나는 구도의 길이 무엇인지 고민할 때마다 이 말을 떠올리곤 한다. 그 여정은 두려움과 외로움에 잠긴 일상의 평범한 의식을 엄마 품처럼 평온하고, 따뜻하고, 안락한 영적 차원의 의식으로 팽창하는 과정이다.

영혼의 품에 안긴 당신은 고향으로 돌아간 것이므로, 더 이상 거짓자아의 영역에 머물지 않는다. 당신이 세상 속에 있는 게 아니라 세상이 당신 속에 있다. 의식에 대한 모든 말은 결국 이 한마디로 요약된다. 깨달음으로 향하는 여정은 결코 끝이 없으며, 길이 계속될수록 더 많은 것을 얻는다. 그저 참자아를 인식하는 것만으로 당신은 쉽고 당연하게 우주의 의식에 접속한다. 이 말은, 당신의 몸과 뇌가 자고 있는 동안에도 의식은 24시간 내내 깨어있다는 것을 의미한다.

다음 단계로 당신은 거룩한 의식 혹은 신神의 의식에까지 팽창한다. 이 경지에 이르면 모든 것이 빛으로 이루어진다. 모든 대상, 모든 경험, 모든 사고에서 거룩한 현존의 빛이 발산된다. 이 단계는 "황금안경을 썼다"라는 말로 표현되는데, 빛나는 광선이 당신의 의식을 가득 채우기 때문이다.

마침내 당신은 의식의 통합을 이루며, 모든 분열과 분리가 안녕을 고한다. 매순간은 영원의 일부가 되며, 모든 경험을 우주와 나누는 경지에 이른다. 윌리엄 블레이크는 통합된 의식을 이렇게 표현했다. "한 알의 모래 속에서 세계를 보며, 한 송이 들꽃에서 천국을 본다. 그대 손 안에 무한을 쥐고, 순간 속에서 영원을 보라."

당신 앞에 펼쳐진 무한한 세계를 염두에 두고 당신이 지금 어디에 있는지를 생각해보라. 당신이 묵묵히 영적 여정에 정진한다면 행복의 가능성은 무한대로 팽창할 것이다. 당신의 삶은 오직 깨달음을 향해 나아가는 여정이 될 것이다. 깨달음을 흔히 말하는 신비한 현상으로 오해하지 말라. 의식이 확장되는 것은 자연스런 우주의 이치다. 깨달음이 주는 무한한 희열은 애초부터 우리 안에 깔려있는 프로그램이다. 당신이 헌신이든 동정심이든 참자아에 대한 인식이든, 어떤 방법을 거쳐 보다 높은 의식에 도달하면 이 책의 첫 쪽부터, 더 나아가 처음 태어난 날부터 우리가 걸어왔던 길을 걷게 될 것이다. 의식이 당신의 진정한 고향이라면 깨달음은 당신의 진정한 목적지다.

나는 이렇게 깨달음을 추구한다

1

나는 황홀경이 내 에너지의 본래 상태임을 기억한다. 그것은 내가 태어난 고향이며, 원하면 언제든지 돌아갈 수 있는 장소다. 이를 위해 필요한 것은 거짓자아의 욕망에 집중한 관심을 보다 깊은 참자아의 염원으로 돌리는 것뿐이다.

2

나는 내 생각, 내 몸, 내 주변을 연결된 일련의 과정으로 본다. 이 과정은 모두 의식 안에서 발생하며 거기에는 어떤 분열도 없다. 무기력하고, 분리되고, 외로운 기분은 이 과정에서 이탈되었다는 징조다. 내가 이 흐름의 일부로 연결되었다면, 주위의 모든 것은 하나가 여러 형태로 나타나는 것이다. 그 하나는 바로 활짝 열린 내 의식이다.

3

나는 내 삶의 목표, 즉 각성의식을 보다 고차원적인 영혼의식으로 고양하는 여정을 묵묵히 걸어간다. 길을 가는 동안 내 의식은 항상 집중력을 잃지 않는다. 거기서부터 내 진정한 삶은 시작된다. 그 길이 나를 우주의 의식, 거룩한 의식으로 인도하며 결국에는 통합된 의식에 이르도록 유도한다. 혼란스런 세상에서 끊임없는 요구에 시달릴 때마다, 나는 내 목표를 되새기며 묵묵히 그곳을 향해 나아갈 것을 다짐한다. 내 최종목적지는 깨달음이다. 그곳에 도착했을 때 나는 비로소 내가 태어난 본향으로 돌아간다.

행복이 세상을 치유할 것이다

그동안 우리가 행복을 추구해온 방식은 세상을 벼랑 끝으로 내몰았다. 이제 새로운 방법으로 행복을 좇아야만 위기에 처한 세상을 구할 수 있다. 이 말이 극단적으로 들리겠지만 진지하게 받아들여야 한다. 그래야 우리가 근본적으로 달라지고, 그 효과로 세상을 변화시킬 수 있다.

오늘날 우리가 처한 모든 문제는 개개인의 선택이 모여 만든 결과다. 다시 말해, 지구온난화, 핵무기, 에이즈, 인구과잉 등을 초래한 불씨는, 각기 다른 사람들의 특정한 목적을 반영한 것이다. 어떤 결정을 내릴 때마다 사람들은, 이것이 불행을 피하고 보다 나은 행복을 가져올 최선이라고 생각한다. 그 결과가 지금 우리가 마주한 현실이다. 따라서 문제투성이 현재를 바꾸려면 지금껏 우리가 옳다고 믿었던 행복의 정의를 수정하고, 전혀 다른 방식을 모색해야 한다. 설사 그것이 안전한 방법으로 느껴질지라도 말이다.

모든 것이 돌고 돈다

지금까지 우리 세상은 자동차를 타는 게 걷는 것보다 사람을 더 행복하게 만든다고 가르쳐왔다. 아기를 낳는 게 부부에게 더 큰 행복감을 준다고, 떨어진 낙엽은 긁어모아 태우는 게 건전한 시민이 되는 길이라고 지시해왔다. 그러나 이 당연하고도 간단한 개인의 행동이 오랫동안 쌓이고 쌓여 지구의 위기를 초래하고 있다.

인간이 이성적이고 합리적인 동물이라는 상식은 오도된 것이다. 사실상 인류는 만인의 행복을 추구한다는 명목 하에 자기 파괴적인 행동을 일삼았다. 일례로, 냉전시대 미국과 소련이 안보를 위한답시고 앞 다퉈 개발한 핵무기는 결과적으로 인간은 물론 지구의 존립 자체를 위협하고 있다. 더 나아가 우리를 행복하게 해줄 거라 믿었던 기존의 방식은 불행한 결과를 초래하는 다음과 같은 특정한 사고방식과 상황을 만들었다.

- 인간은 각자 독립되어 있으며 자신의 욕구를 충족하려면 힘써 일해야 한다.
- 자연은 본래 결핍된 상태다. 내 인생에도 좋은 것이 결핍되어 있다.
- 세상은 삭막한 곳이다. 살아남으려면 고군분투해야 한다.
- 물질이 많을수록 좋다. 부와 행복은 같은 뜻이다.
- 스스로 자신을 돌보지 않으면 아무도 나를 돌봐주지 않는다.
- 지금 나를 행복하게 만드는 게 내일을 생각하는 것보다 중요하다.

대부분의 사람은 어떤 의문도 품지 않고 이런 방식으로 행복을 추구해왔다. 그러나 쉴 새 없이 돌아가는 쳇바퀴를 멈추지 않고는 행복한 세상을 만들 수 없다. 이러한 깨달음을 얻었던 개인적인 경험을 잠깐 소개하겠다.

언젠가 나는 여섯 살짜리 손녀를 데리고 바닷가에 간 적이 있다. 손녀는 얕은 물에서 첨벙거리고 놀다가 내게 달려와서 몸에 묻은 물기를 닦아달라고 부탁했다. 수건으로 젖은 머리를 닦아주려고 몸을 굽힌 순간, 나는 손녀의 머리에서 짭조름한 바다냄새를 맡았다. 손녀를 집에 데려다주고 작별인사로 볼에 뽀뽀를 하는 순간에도 짭짤한 소금기를 맛볼 수 있었다.

그 순간 갑자기 "아, 세상은 하나구나!" 하는 깨달음이 번득였다. 바닷물의 소금기는 모든 생명체가 지니고 있는 소금기와 같은 것이다. 바다냄새를 맡는 순간 소금분자가 무더기로 당신의 몸 안에 들어온다. 그리고 누군가의 볼에 입 맞추는 순간 그의 몸에 있던 소금분자가 당신의 몸 안에 들어온다. 나누지 않는 것은 아무것도 없다.

담배냄새를 맡는다는 건 흡연자의 폐에 있던 오염된 공기 일부를 들이마시는 것이다. 당신은 숨을 들이쉴 때마다 누군가의 세포에 잠복해 있던 바이러스를 들이마신다. 이 해로운 미생물은 한 생명체에서 다른 생명체로 끊임없이 이동하는 DNA의 순환을 상징한다. 미국의 시인 월트 휘트먼은 '나의 노래'라는 시에서 이렇게 표현하고 있다. "모든 원자는 내 안에 있듯이 당신 안에도 있다."

당신을 비롯한 우주의 모든 생명체는 거대한 생명의 그물 안에 씨실과 날실로 엮여 있다. 열대 아프리카의 바오밥나무, 시베리아의 다람쥐, 사우디아라비아의 낙타, 벼농사를 짓는 중국의 농부, 인도 캘커타의 매연 가득한 거리를 달리는 택시 기사를 생각해보라. 불과 20일 전에 그들의 몸을 돌던 원자가 지금 당신 신체의 조직을 이루고 있다. 당신의 몸은 사실 당신의 것이 아니며, 이전에도 그랬고 앞으로도 그럴 것이다. 우리 몸에는 한 때 예수, 부처, 칭기즈칸 같은 역사적 영웅들의 몸을 구성하던 100만 개 이상의 원자가 있다는 사실이 방사성 붕괴(radioactive decay, 불안정한 상태의 원자핵이 방사선을 방출하고 안정한 상태의 다른 원자핵으로 전환하는 과정-옮긴이)를 추적하는 수학적 계산에 의해 입증되었다. 지난 삼 주 동안에는 지구상 모든 생명체를 거친 무려 1,000조 개 이상의 원자가 당신의 몸을 거쳤다.

이런 공유는 다른 차원에서도 마찬가지로 진행된다. 인터넷의 도움으로 한 사람의 생각은 다른 사람의 신경계로 들어가 그들의 몸 안에 흡수된다. 전기를 이용한 통신장비 덕분에 우리는 에너지와 정보도 공유한다. 우리의 감정도 우리 안에만 머물지 않는다. 경기침체로 인한 불안감은 세상의 모든 가정에 침투해서 수백만 명의 사람들이 같은 반응을 하도록 만든다. 당신의 혈압이 올라가면 심장박동이 빨라지고, 피부는 점점 차가워진다. 이런 불안반응은 당신과 비슷한 감정을 느끼는 모든 사람에게 나타난다.

나는 이런 깨달음을 여러 방식을 통해 여러 번 경험했지만, 그날 손녀가 차에서 내려 자기 집으로 달려가는 모습을 바라보던 순간에 번득이던 깨달음만큼 강렬한 것은 없었다. 나는 혼자 고립된 상태에서 행복하길 바라는 것, 특히 깨달음에 이르기를 바라는 것은 절대 불가능하다는 사실을 분명히 알 수 있었다. '나'는 독립된 개체이기 때문에 내가 원하는 것을 얻으려면 '너'와의 경쟁을 피할 수 없으며, 둘 중 하나는 승자가 되고 나머지는 패자가 되는 게 당연하다는 착각은 고립을 선택하도록 만든다.

그러나 고립은 누구나 빠질 수 있는 가장 위험한 함정이다. 혼자 고립되었다는 생각은 부메랑처럼 다시 돌아와 우리에게 해를 끼칠 선택을 하는 요인이 된다. 세상은 바다를 떠다니는 소금분자가 손녀의 몸에 들어왔다가 내게 전달되고, 다시 다른 사람에게 전해지는 끝없는 순환의 연속이기 때문이다.

통일성을 유지하라

가끔 영국의 물리학자이자 천문학자인 제임스 진스 경의 말을 떠올린다. "보다 깊은 차원에서…… 우리는 한 몸의 각각 다른 지체일지도 모른다." 이것이 바로 내가 여기서 말하고 싶은 새로운 행복의 첫 번째 원리다. 그것은 분열의 장벽을 무너뜨리고, 불안과 위기에 처한 세상을 치유하는 힘을 지닌다.

두 번째 원리는, 우리는 서로가 서로 안에 존재한다는 것이다. 우리가 들이마시고 내뿜는 공기, 음식, 물 등은 계속 순환되기 때문이다.

세 번째 원리는, 이 지속적인 순환은 서로 연결된 일련의 과정이라는 것이다. 자연은 전체로 움직이며, 단 하나의 원자도 생명의 그물 밖에 버려지지 않는다.

 이런 원리가 진실이라면, 의식의 전환이야말로 미래를 불행하게 만들지 않을 현재의 행복을 성취하는 유일한 방법이다. 우리가 지금 겪는 행복은 빈곤, 착취, 전쟁, 범죄, 차별대우로 인한 누군가의 불행을 담보로 한 것이거나, 내일 상황이 바뀌면 어떻게 변할지 모를 불안정한 것이다.

 우리 각 사람은 참되고 영원한 행복을 창조하는 데 한몫을 담당해야 할 범우주적인 의무를 지닌다. 그러나 많은 사람에게 "행복이 세상을 치유할 것이다"라는 구절은 믿기지 않는 이상으로 들릴 것이다. 물론 한 개인의 행복이나 기쁨이 넓은 세상을 치유한다는 말은 얼토당토않다. 그러나 행복한 사람은 적어도 화학무기를 개발하거나, 테러리스트가 되거나, 남을 괴롭히거나, 전쟁을 일으키지 않는다. 진정한 자신을 발견하고 그로 인해 결코 변치 않을 행복을 성취한 사람은 깊은 의식의 차원에서 살아간다. 그들의 영향력은 주변으로 널리 퍼지면서 세상을 더욱 밝게 비춘다.

행복한 사람은 세상의 의식의 영역에 한 요소를 더 보탠다. 바로 '통일성'이다. 믿음의 시각에서는 이것을 거룩함, 고결함, 화합을 이루는 평화라고 부를 수 있다. 통일성은 모든 사람 안에 내재되어 있는 근본적인 속성이며 가장 자연스런 상태다. 만일 당신의 몸이 체계적이고, 조직적이고, 균형 잡히고, 상호 연결성이 잘 유지된 상태를 잃으면, 몸속 어느 세포도 삼초 이상 살 수 없다. 의식의 차원에서도 마찬가지다. 내면의 통일성이 유지되면 당신은 다음과 같이 변모한다.

- 평온하다.
- 비폭력적이다.
- 의식이 깨어 있다.
- 두려움이 없다.
- 갈등과 망상에 사로잡히지 않는다.
- 활력이 넘친다.
- 외부세계에 좌우되지 않고 독립적이다.

● 행복이 세상을 치유할 것이다

이 모든 것이 우리 안에 이미 내재된 자질이다. 그러나 우리가 불행해지는 순간 이런 속성은 희미해지고 비통일성이 주변을 물들이기 시작한다. 한 개인의 비통일성은 주변에 혼란과 혼동, 갈등을 가져온다. 우리가 살면서 이미 경험했듯이, 이런 상태가 되면 세상에도 불행한 문제가 뒤따르게 된다. 낮이 가면 밤이 오는 것과 같은 이치다. 어떻게 하면 전쟁을 막을 수 있느냐는 질문에 인도의 철학자 지두 크리슈나무르티는 심오한 대답을 들려주었다. "우선 당신이 변해야 합니다. 당신의 분노와 폭력성이 모든 전쟁의 원인입니다."

우리가 사는 세상은 비통일성이 전염병처럼 곳곳에 퍼지는 걸 그냥 지켜보고 있다. 이제 우리는 통일성이 지구상의 혼란과 갈등과 혼동을 끝낼 수 있는지를 검토해 볼 시점에 서 있다.

세상을 바꾸는 마지막 방법

세상 사람이 육체적·감정적 행복에 대해 서로 영향을 끼친다는 것은 불변의 진리다. 누군가의 거친 말은 당신의 몸을 황폐하게 만든다. 다정한 말은 황폐한 몸을 다시 조화롭게 회복시킨다. 사랑, 동정심, 이해심, 기쁨 같은 감정은 당신의 몸을 균형 잡힌 상태, 항상적인 상태로 되돌린다. 이런 상태가 되면 자기치유 장치가 가동되면서 생리적인 치유반응이 나타난다. 이렇게 몸과 마음이 건강하고 행복한 당신의 주변에 있으면, 그 영향을 받아서 나에게도 비슷한 반응이 나타난다. 나의 생리현상이 당신의 상태를 그대로 투영하는 것이다.

결국 우리는 다음과 같은 불가피한 진리에 도달한다. 내 행복은 나를 치유한 방식 그대로 누군가를 치유할 수 있다. 따라서 지구를 살리기 위해 내가 내릴 수 있는 최선의 처방은 스스로 행복해지는 것이다. 발길이 닿는 곳마다 행복을 전파하면서 나는 세상을 회복시키는 반응을 만들어낼 수 있다. 중요한 점은, 거기에 무슨 특별한 비법이 없다는 사실을 아는 것이다. 행복이 자연스럽게 우러나와 친절해지는 건 좋은 일이지만, 일부러 친절하게 행동하려고 애쓸 필요는 없다는 뜻이다. 우리 주변을 근본적으로 변화시키는 것은 어떤 말이나 행동이 아니다. 미국의 사상가 랠프 월도 에머슨도 "당신이 그렇게 큰소리로 말하면 나는 당신이 하는 말을 하나도 알아들을 수 없다"라고 말했다. 당신의 말이 아니라 행복지수가 높아질 때 주변을 치유하는 효과도 그만큼 커질 것이다.

  행복의 치유효과는 빛처럼 빠르게 주변으로 퍼진다. 하나의 감동적인 생각이 인터넷을 통해서 순식간에 수백만 명의 사람에게 전달되듯이, 한 사람의 행복도 무한대로 확장될 수 있다. 행복은 전염병처럼 기하급수적으로 증식해서 무질서한 곳에 질서를, 분열된 곳에 화합을 창조한다. 고로 한정된 자아에 집착하지 말고 시야를 넓혀서 자신의 모습을 세상의 크기로 바라보라. 당신이 통합된 의식을 가지려고 노력한다면, 행복에 대한 개념을 넓혀서 인류라는 집단의 몸과 마음과 영혼의 일부라고 상상하는 것도 한걸음 전진하는 것이다. 우리를 하나의 통합체로 연결하는 모체는 에너지나 네트워크 차원을 초월하는 영역에 존재한다. 그것은 영혼의 영역에서 이루어지는 일이며, 종교적인 표현으로는 신성神性이 발현되는 것이라고 할 수 있다.

  이제 우리의 목표는 확실해졌다. 로마의 철학자 플로티노스는

"우리의 목표는 단지 죄에서 벗어나는 것이 아니라 신의 경지에 오르는 것이다"라고 역설했다. 우리가 상상할 수 있는 가장 행복한 삶은 신의 마음으로 사는 것이다. 그 마음은 인간의 몸에 창조되었지만 처음부터 신을 닮은 마음이자 의지였다. 우리가 두려워하는 모든 것, 바꾸고 싶은 모든 것은 행복을 통해 치유되고 변혁될 수 있다. 행복은 우리가 바라는 가장 단순하면서도 심오한 목표다.

감사의 말

이 책이 세상에 출간될 수 있도록 헌신적인 노력을 아끼지 않은 모든 사람에게 깊은 감사의 마음을 전한다. 초프라센터의 캐럴린, 펠리샤, 린지는 지칠 줄 모르는 열정으로 나를 지원해주었다. 오랫동안 함께 일해 온 편집자 피터 구차르디의 예리한 판단력은 항상 내게 큰 도움이 되었다. 출판사 하모니북스의 줄리어 파스토레와 타라 길브라이드에게도 감사의 마음을 보낸다. 마지막으로 출판가의 불황과 호황에 관계없이 언제나 내 책을 잘 관리해준 셰이 아허트에게 특별한 감사를 표한다. 당신의 열정은 내 마음을 감동시켰고 모든 것에 가치를 안겨 주었다.

옮긴이 이상춘
이화여대 영문학과를 졸업하고 〈Korea Trade News〉 기자로 일했다. 현재 한국과 캐나다를 오가며 전문번역가로 활동하고 있다. 옮긴 책으로는 《폐경기 여성의 몸 여성의 지혜》《소망을 이루어주는 감사의 힘》《지혜로운 부모는 어떻게 말하는가》《마음의 진화》등이 있고, 저서로《다시 태어나는 중년》이 있다.

디팩초프라의 완전한 행복

초판 1쇄 발행 2013년(단기 4346년) 10월 24일
초판 4쇄 발행 2023년(단기 4356년) 8월 1일

지은이 · 디팩 초프라
옮긴이 · 이상춘
펴낸이 · 심남숙
펴낸곳 · (주)한문화멀티미디어
등록 · 1990. 11. 28. 제 21-209호
주소 · 서울시 광진구 능동로 43길 3-5 동인빌딩 3층 (04915)
전화 · 영업부 2016-3500 편집부 2016-3507
홈페이지 · http://www.hanmunhwa.com

운영이사 · 이미향 | 편집 · 강정화 최연실 | 기획 홍보 · 진정근
디자인 제작 · 이정희 | 경영 · 강윤정 조동희 | 회계 · 김옥희 | 영업 · 이광우

만든 사람들
책임편집 · 진정근 | 디자인 · 오필민디자인
인쇄 · 천일문화사

ISBN 978-89-5699-165-8 03840

잘못된 책은 본사나 서점에서 바꾸어 드립니다. 저자와의 협의에 따라 인지를 생략합니다.
본사의 허락 없이 임의로 내용의 일부를 인용하거나 전재, 복사하는 행위를 금합니다.

The Ultimate Happiness *Prescription*